图解中藏经

国华◎编著

中医古籍出版社
Publishing House of Ancient Chinese Medical Books

图书在版编目（CIP）数据

图解中藏经 / 国华编著. -- 北京 : 中医古籍出版社, 2022.6

ISBN 978-7-5152-2457-2

Ⅰ. ①图… Ⅱ. ①国… Ⅲ. ①《中藏经》-图解 Ⅳ. ①R2-52

中国版本图书馆CIP数据核字(2022)第025907号

图解中藏经

国　华　　编　著

策划编辑：李　淳
责任编辑：李　炎
封面设计：王青宜
出版发行：中医古籍出版社
社　　址：北京市东城区东直门内南小街 16 号（100700）
电　　话：010-64089446（总编室）010-64002949（发行部）
网　　址：www.zhongyiguji.com.cn
印　　刷：水印书香（唐山）印刷有限公司
开　　本：710mm × 1000mm　1/16
印　　张：13
字　　数：185 千字
版　　次：2022 年 6 月第 1 版　2022 年 6 月第 1 次印刷
书　　号：ISBN 978-7-5152-2457-2
定　　价：68.00 元

前　言

QIAN YAN

《中藏经》又名《华氏中藏经》，旧题汉代华佗撰。此书历来多认为系后人伪托之作，或疑六朝人手笔，或疑华佗弟子吴普、樊阿依华氏遗意辑录，但本书所具有之学术价值，则为国内外学术界所公认。

《中藏经》分三卷，上卷主要论述四时阴阳、寒热虚实、脏腑诸证等基本理论，中卷主要论述痹证、痞证、中风、水肿、脚气、淋证、癥瘕、积聚、痈疽、疔疮及察色按脉决生死法，下卷载诸病治疗药方六十七首。全书以脏腑脉证为中心，深入探索了诊断、用药的方法，奠定了脏腑辨证之基础，其学术思想对后世有极其深远的影响，泽及今世。

本书以清嘉庆十三年戊辰阳湖孙星衍“平津馆丛书”本为底本，以元赵孟頫手写本、清乾隆五十七年周锡瓒点校本“扫叶山房本”为主校本，以《古今医统正脉全书》《黄帝内经素问》《灵枢经》《难经》《脉经》为参校本和旁校本，同时参考了吴昌国、李聪甫、孙光荣等的校注本。为使读者能够无障碍地轻松阅读，对较难的中医术语和名词做了注释，对原典中上卷和中卷进行了白话文翻译；并结合生命科学、养生理论和中国传统文化，对其中或隐或现的思想采用图解的形式进行了全方位解读；

为了便于读者辨识书中的中药材，全书插图均采用现代摄影中药材高清原色图。

文中涉及的一些中药材国家已明令禁止使用或建议使用其他替代品，涉及的一些国家级保护动物，有的已濒临灭绝，国家已明令禁止捕杀、交易，请严格遵照相关法律规定。

本书注解简明扼要，语译通俗晓畅，深刻揭示了《中藏经》原文的奥旨，对于初学中医者、临床医生以及中医爱好者，特别是中医药院校学生都有较高的参考价值。由于编者水平有限，书中难免存有错漏之处，恳请广大读者批评斧正。

编者

目 录

MU LU

卷上

人法于天地论第一 2

阴阳大要调神论第二 6

生成论第三 11

阳厥论第四 14

阴厥论第五 17

阴阳否格论第六 19

寒热论第七 22

虚实大要论第八 26

上下不宁论第九 31

脉要论第十 33

五色脉论第十一 36

脉病外内证决论第十二……39
生死要论第十三……43
病有灾怪论第十四……45
水法有六论第十五……47
火法有五论第十六……49
风中有五生死论第十七……51
积聚癥瘕杂虫论第十八……55
劳伤论第十九……58
传尸论第二十……60
论五脏六腑虚实寒热生死逆顺之法第二十一……62
论肝脏虚实寒热生死逆顺脉证之法第二十二……63
论胆虚实寒热生死逆顺脉证之法第二十三……67
论心脏虚实寒热生死逆顺脉证之法第二十四……70
论小肠虚实寒热生死逆顺脉证之法第二十五……78
论脾脏虚实寒热生死逆顺脉证之法第二十六……82
论胃虚实寒热生死逆顺脉证之法第二十七……89
论肺脏虚实寒热生死逆顺脉证之法第二十八……91
论大肠虚实寒热生死逆顺脉证之法第二十九……97

卷中

论肾脏虚实寒热生死逆顺脉证之法第三十……100
论膀胱虚实寒热生死逆顺脉证之法第三十一……108

论三焦虚实寒热生死逆顺脉证之法第三十二......110
论痹第三十三......113
论气痹第三十四......118
论血痹第三十五......119
论肉痹第三十六......120
论筋痹第三十七......121
论骨痹第三十八......123
论治中风偏枯之法第三十九......124
论五丁状候第四十......126
论痈疽疮肿第四十一......129
论脚弱状候不同第四十二......132
论水肿脉证生死候第四十三......137
论诸淋及小便不利第四十四......141
论服饵得失第四十五......143
辨三痞论并方第四十六......146
论诸病治疗交错致于死候第四十七......149
论诊杂病必死候第四十八......155
察声色形证决死法第四十九......162

卷下

疗诸病药方六十七首......172

万应丸 172
疗万病六神丹 175
安息香丸 176
明月丹 176
起蒸中央汤 177
补药麝脐丸 177
太上延年万胜追魂散 178
醉仙丹 178
灵乌丹 179
扁鹊玉壶丹 179
葛玄真人百补构精丸 180
涩精金锁丹 180
疗百疾延寿酒 180
交藤丸 181
天仙丸 182
左慈真人千金地黄煎 182
取积聚方 182
治癥瘕方 183
通气阿魏丸 183
治尸厥卒痛方 184
鬼哭丹 185
治心痛不可忍者 185
取长虫兼治心痛方 186
治虫毒方 187
破棺丹 187
再生丸 188
救生丸 188
治脾厥吐泻霍乱 189
三生散 189
起卒死 189
浴肠汤 190
破黄七神丹 190
三黄丸 191
玄冥煮朱砂法 191
治暴热毒、心肺烦而呕血方 192
治吐血方 192
治中暍死，心下犹暖，起死方 192
玉霜膏 192
百生方 193
治喉闭、闷气欲死者 193
治漏胎胎损方 193
治妇人血崩方 194
治妇人血闭方 194
三不鸣散 194
甘草汤 194
治溺死方 194
治缢死方 195
槐子散 195
治肠风下血 195
治暴喘欲死方 195
大圣通神乳香膏 196
水澄膏 196
更苏膏 196
千金膏 197
定命丸 197
麝香丸 198
香鼠散 198
定痛生肌肉方 198
又定痛生肌肉方 198
治白丁增寒喘急昏冒方 199
又取白丁方 199
治赤丁方 199
又取赤丁方 199
治黄丁方 200
又取黄丁方 200
治黑丁方 200
治青丁方 200

卷上

人法于天地论第一

【提要】

本篇为全书之总纲，基于天人相应之思想，简论人与自然之关系。

【原文】

人者，上禀天，下委①地；阳以辅之，阴以佐之；天地顺则人气泰，天地逆则人气否②。

是以天地有四时五行，寒暄③动静。其变也，喜为雨，怒为风，结为霜，张为虹，此天地之常也。人有四肢五脏，呼吸寤寐，精气流散，行为荣张，为气发为声，此人之常也。

事物的阴和阳

阴与阳是一个相对的概念，它的内涵极其丰富，无论是具体的还是抽象的，大的还是小的，都可以划分出阴与阳。整个宇宙就是阴中有阳，阳中有阴。

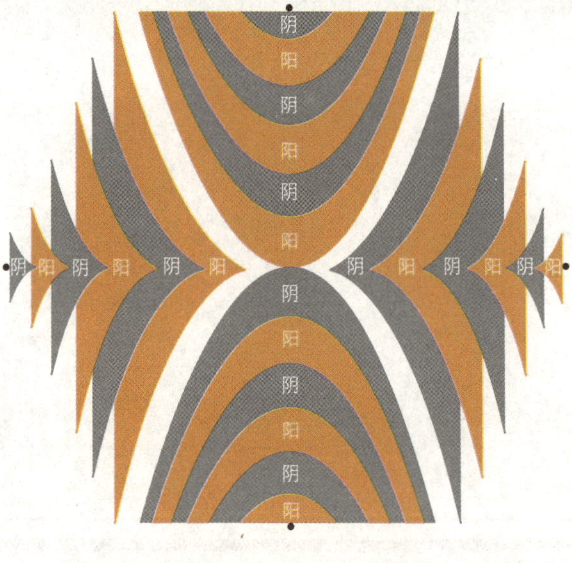

阳施于形，阴慎[4]于精，天地之同也。失其守，则蒸而热发，否而寒生，结作瘿瘤，陷作痈疽，盛而为喘，减而为枯，彰于面部，见于形体，天地通塞，一如此矣！故五纬[5]盈亏，星辰差忒[6]，日月交蚀，彗孛[7]飞走，乃天地之灾怪也。寒暄不时，则天地之蒸否也；土起石立，则天地之痈疽也；暴风疾雨，则天地之喘乏[8]也；江河竭耗，则天地之枯焦也。鉴者决之以药，济之以针，化之以道[9]，佐之以事。故形体有可救之病，天地有可去之灾。

人之危厄死生，禀于天地。阴之病也，来亦缓，而去亦缓。阳之病也，来亦速，而去亦速。阳生于热，热而舒缓；阴生于寒，寒则拳急[10]。寒邪中于下，热邪中于上，饮食之邪中于中。人之动止，本乎天地。知人者有验于天，知天者必有验于人。天合于人，人法于天。见天地逆从，则知人衰盛。人有百病，病有百候，候有百变，皆天地阴阳逆从而生。苟能穷究乎此，如其神耳！

【注释】

①委：连属。

②否（pǐ）：满闷，不舒畅。

③暄：温暖。

④慎：形成。

⑤五纬：金、木、水、火、土五星之总称。《周礼·春官·宗伯第三·大宗伯》疏："五纬，即五星：东方岁星（木），南方荧惑星（火），西方太白（金），北方辰星（水），中央镇星（土）。言纬者，二十八宿随天左转为经，五星右转为纬。"

⑥星辰差忒：谓星辰运动不依常轨。

⑦彗孛（bèi）：彗星的一种，俗称"扫帚星"。

⑧喘乏：气喘困乏。

⑨化之以道：谓以阴阳调节之理教化民众以适应自然之变化。

⑩拳急：收引蜷曲而拘急。

五气对人的影响

自然界中的风、热、湿、燥、寒五气依次交替主时。气的来临，如果与时令之气相一致，则为正气，与时令之气不一致，则为邪气。五气对人的影响如图所示。五气对疾病变化的影响是，如果来气与时令之气相一致，则病轻微；如果来气与时令之气不相合，则病严重。

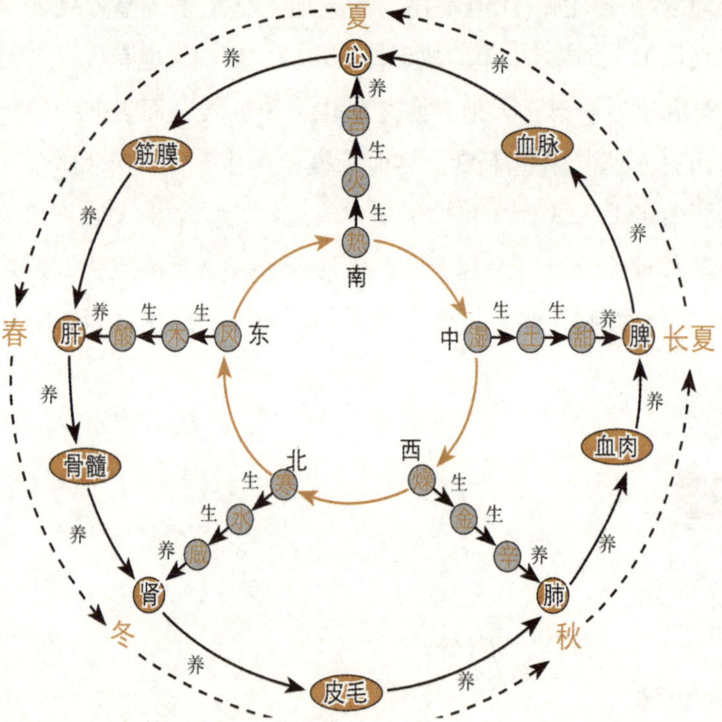

【译文】

人类的生命活动，上承苍天的惠赐，下靠大地的养育，又得到大自然阴阳变化的辅佐。天地之气调顺，人体气机就调适安和，身体平安；天地之气逆乱，灾害频生，人体气机也就不通畅，而发生各种疾病。

因此，天地有春、夏、秋、冬四季的变化，有木、火、土、金、水五行的生克。有冷与暖，动与静。大自然的变化，天地之气和就降为雨露，天地之气怒就形成狂风，天地之气凝结就形成冰霜，天地之气开合就形成彩虹，这些都是天地之气的正常变化。人与自然是相应的，人有四肢五脏、呼吸醒卧。精气在流动散布着，循行往复，精气的运行表现为色泽，精气的开合表现为呼吸，精气的宣发表现为声音，这些都是人身的正常生理功能。

阳气布施于外在形态，阴气生成于内在真精，这是天地的共同规律。人体如果违背了这种正常规律，就会阳气上亢而发热病，阴气闭塞而发生寒病，气血郁结而成瘿瘤，气机下陷而成痈疽，肺气壅塞而成喘病，肌肉消减而成痿证。这些疾病的征兆，或显露在颜面，或反映在形体。天地之气的升降通调与闭塞，也像人体一样会出现异常现象。所以，金、木、水、火、土五星的盈满亏虚，星辰运动不依常轨，日食月食的交替发生，彗星的飞跃奔逝，就预示着自然界的灾异变故。寒冷温暖违背时令，过冷或过热，好比天地的蒸发和闭塞；崇土高起怪石兀立，好比天地的痈疽；暴风骤雨，好比天地的咳嗽喘息；江河干涸，好比天地的焦萎。明察自然变化规律的人，对于病患者，就会用药物调平阴阳之气，用针灸增进疏导之力；对于灾变，就会按阴阳调节的道理来适应自然的变化，用符合自然变化规律来帮助民众适应天地的变化。所以，人体有疾病可以救治，自然界有灾害可以避免。

阴阳是自然界的根本

《中藏经》认为，阴阳是自然界的基本规律，它与天地、人体、疾病的关系非常密切，只有阴阳平衡事物才能正常发展。所以，养生要顺应春生、夏长、秋收、冬藏的规律。医生在面对病人时，必须根据四时阴阳消长，考虑疾病产生的原因，进行辨证施治。

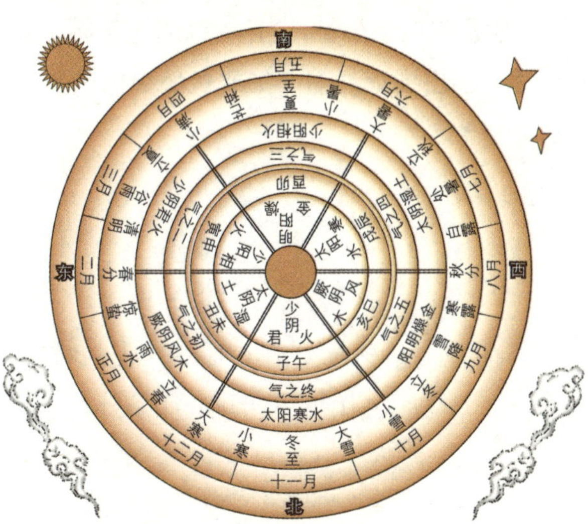

人的灾病生存与死亡，都承受于天地。人体的疾病，若受阴邪所致，来得缓慢，痊愈也缓慢；若受阳邪所致，来得迅速，痊愈也迅速。阳病的发生多因为有热，热邪使人体舒张弛缓；阴病的发生多因为有寒，寒邪就使人体挛曲拘急。寒邪多从下部伤害人体，热邪多从上部伤害人体，饮食之邪多从中部伤害人体。由于人的起居、动静、休止，根源于天地阴阳的变化。所以，认识了人体变化的人，就可以从天地的变化得到验证；认识了天地变化的人，就可以从人体的变化得到验证。天地的变化相合于人体的变化，人体的变化符合于天地的变化。所以看到天地变化的逆与顺，就可预测人体的盛和衰。人体有千百种疾病，疾病有千百种证候，证候有千百种变化，这都是天地阴阳的顺与逆所产生的。如果能研究透彻这些奥义，就会像神仙一样了。

阴阳大要调神论第二

【提要】

本论揭示阴阳本质及其运动规律，论述人体顺逆于阴阳变化之生理病理，提出调摄与诊治大法。指出人要按照阴阳变化的规律调适精神与身体，才能健康长寿，否则就会短命。

原文

天者，阳之宗；地者，阴之属。阳者，生之本；阴者，死之基。天地之间，阴阳辅佐者，人也。得其阳者生，得其阴者死。阳中之阳为高真①，阴中之阴为幽鬼[2]。故钟[3]于阳者长，钟于阴者短。

三阴三阳的划分

我国古代先哲将万事万物划分为阴和阳，根据阴分和阳分的多少又将阴和阳各分为三：即少阳、阳明、太阳；少阴、厥阴、太阴。

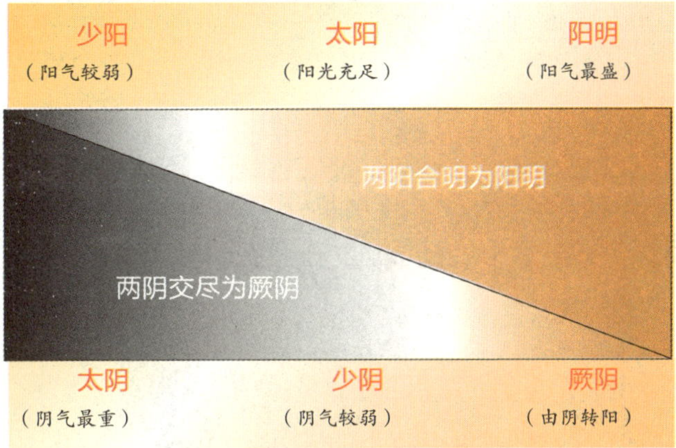

多热者，阳之主；多寒者，阴之根。阳务其上，阴务其下；阳行也速，阴行也缓；阳之体轻，阴之体重。阴阳平，则天地和而人气宁；阴阳逆，则天地否而人气厥。故天地得其阳则炎炽，得其阴则寒凛。阳始于子前末于午后，阴始于午后末于子前。阴阳盛衰，各在其时，更始更末，无有休息，人能从之亦智也。《金匮》[4]曰：秋首养阳，春首养阴，阳勿外闭，阴勿外侵，火出于木，水生于金，水火通济，上下相寻[5]，人能循此，永不湮沉，此之谓也。

呜呼！凡愚岂知是理，举止失宜，自致其罹[6]，外以风寒，暑湿内以，饥饱劳役，为败欺残，正体消亡，正神缚绊。其身死，生告陈。殊不知，脉有五死，气有五生，阴家脉重，阳家脉轻；阳病阴脉则不永，阴病阳脉则不成；阳候多语，阴证无声；多语者易济，无声者难荣；阳病则旦静，阴病则夜宁。阴阳运动，得时而行，阳虚则暮乱，阴虚则朝争，朝暮交错，其气厥横。

死生致理，阴阳中明。阴气下而不上曰断络，阳气上而不下曰绝经[7]。阴中之邪曰浊，阳中之邪曰清。火来坎户[8]，水到离扃[9]，阴阳相应，方乃和平。阴不足，则济之以水母[10]；阳不足，则助之以火精[11]。阴阳济等，各有攀陵[12]，上通三寸[13]曰阳之神路，下通三寸曰阴之鬼程。阴常宜损，阳常宜盈，居之中者，阴阳匀停。是以阳中之阳，天仙赐号；阴中之阴，下鬼持名。顺阴者，多消灭；顺阳者，多长生。逢斯妙趣，无所不灵。

丹田

丹田为人体的部位名，分上丹田、中丹田和下丹田，我们常说的“意守丹田”中的“丹田”指的是下丹田。

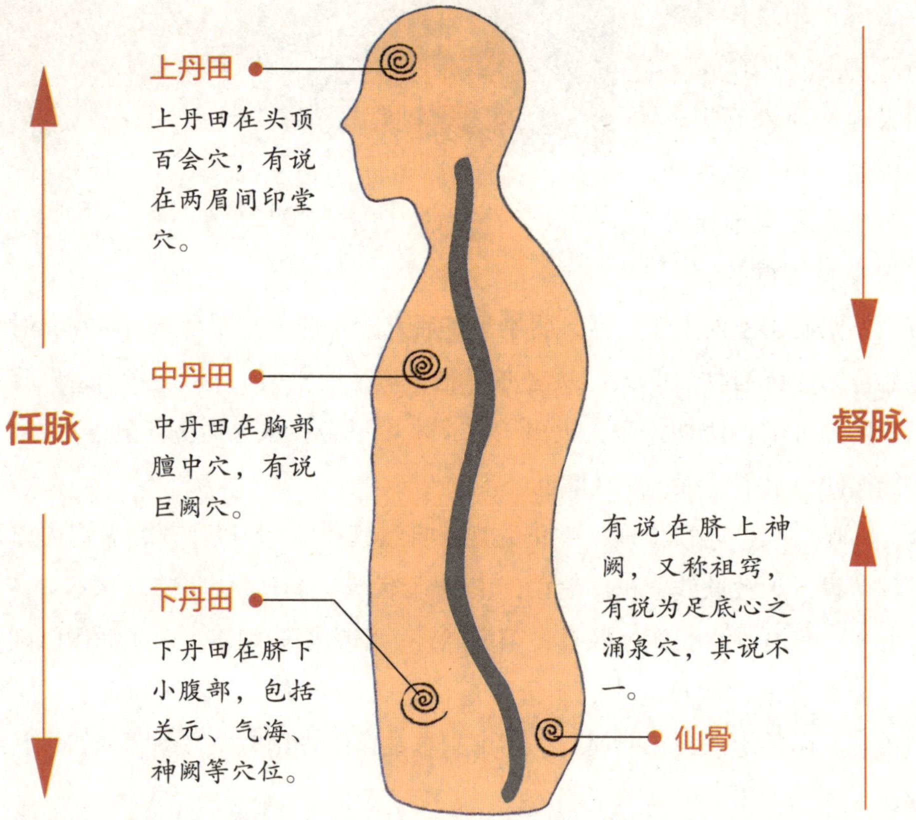

任脉
督脉
上丹田
上丹田在头顶百会穴，有说在两眉间印堂穴。
中丹田
中丹田在胸部膻中穴，有说巨阙穴。
下丹田
下丹田在脐下小腹部，包括关元、气海、神阙等穴位。
有说在脐上神阙，又称祖窍，有说为足底心之涌泉穴，其说不一。
仙骨

注释

①高真：泛指天上神仙，喻阳气助人长生。

②幽鬼：泛指地下鬼魂，喻阴气促人短寿。

③钟：聚集。

④《金匮》：上古医经名，今未见，待考。

⑤相寻：相互连属。

⑥罹（lí）：患病。

⑦绝经：阳气上而不下，则阴经阻断，故称“绝经”。

⑧坎户：坎为八卦之一，属水。坎户，即水之门户。

⑨离扃：离为八卦之一，属火。离扃，即火之门户。

⑩水母：即水神。比喻益阴之药。

⑪火精：即火神。比喻益阳之药。

⑫攀陵：上升与下落。

⑬三寸：指丹田。上三寸指上丹田，在脑中；下三寸指下丹田，位在脐下三寸。《黄庭内景经·灵台章》：“灵台郁荡望黄野，三寸异室有上下。”唐代梁丘子注：“三丹田上中下三处，名异室。每室方圆一寸，故云三寸。今人犹谓心为方寸，即一所。”

译文

天为阳气的宗主，地为阴气的归属。阳气主生化，阴气主衰亡。人处在天地之间，受阳气和阴气的影响，如果获得温煦的阳气就能生长壮大，如果遭受到寒凛的阴气就易衰弱死亡。得阳中最纯精的阳就成为高真，得阴中最重浊的阴就成为幽灵鬼魂。所以，偏重于阳的人寿命长，偏重于阴的人寿命短。

以阳为主体的多热，以阴为根基的多寒。阳趋于上部，阴趋于下部；阳运行迅速，阴运行迟缓；阳之体轻，阴之体重。阴阳平衡，天地之气就和顺，人也就安宁；阴阳失常，天地之气就闭塞，人体气机就厥逆。所以，天地获得阳就炽热，得阴就寒冷。阳气始盛于十一月以前，渐衰于五月以后；阴气始盛于五月以后，渐衰于十一月以前。阴阳的盛衰消长，各自都在当盛当衰的时节，始末更替，没有休止。人若能够顺应自然规律，调适精神和身体，才是聪明智慧的。古代医经《金匮》中说：秋季开始时调养阳气，春季开始时调养阴气。养阳者不能使腠理闭塞，养阴者不能使外邪从体表侵入。属阳之火由木而生，属阴之水由金而生。水与火相通济，相辅相成，人体才健康。人们如果能够遵循这些规律，就永远不会受病邪侵犯。

唉！庸俗愚昧的人怎么能明白这个道理呢？生活行为举止失宜，与阴阳变化相违背，只能自己招致疾病。外受风寒暑湿的侵袭，内则受饥饱劳役的损害，导致机体衰败，使自己的身体遭到摧残，精神备受损害，致使疾病缠身，死亡的征兆就会明显地呈现出来。人们不知晓脉有五脏死脉，气有五脏生气。阴病堵塞脉要重按，阳病的脉要轻取。阳病出现阴脉生命就不长久，阴病出现阳脉生命就不衰败。阳病证候是多言多语，阴病证候是无言无声。多言多语的病证易于治疗，无声无言的病证难以康复。阳病早晨平静，阴病夜晚安宁。阴阳的运动，是按阳行于白天，阴行于夜晚的时间运行的。阳虚者傍晚逆乱，阴虚者早晨加剧。这是因为早晨傍晚交错更替的时候，阴阳二气就错乱横逆。

生与死的高深道理，就在阴阳的运动变化之中。阴气只下而不上，则阳络阻断；阳气只上而不下，则阴经阻断。属阴的邪气质浊，属阳的邪气质轻。阴阳八卦中，火来配代表水的坎，水来配代表火的离，属阴的水与属阳的火相济相应，才能中和与平衡。所以，阴不足用属阴的药物治疗，就像用水神去济助它；阳不足用属阳的阳物治疗，就像用火神去济助它。阴阳消长平衡，上下升降就正常。上部自眉心向后三寸，叫上丹田，为阳气布陈的地方；下部自脐向下三寸，叫下丹田，是阴精汇聚的地方。阴气主杀宜常常减损，阳气主生宜常常充盈，阴阳衡定，主杀适中。所以，得阳中的纯阳，长生不死，赐予高真这样的天仙称号；得阴中的纯阴，寿命短促，持有幽鬼这样的名称。顺应于阴者大多消亡泯灭，顺应于阳者大多长久生存。用好这些奥妙道理，就没有什么地方不灵验的。

生成论第三

【提要】

本论运用“天主生，地主成”之理及阴阳五行学说，阐释天地阴阳五行乃人生死盛衰之根本。

【原文】

阴阳者，天地之枢机；五行者，阴阳之终始。非阴阳则不能为天地，非五行则不能为阴阳。故人者，成于天地，败于阴阳也，由五行逆从而生焉。天地有阴阳五行，人有血脉五脏。

五行者，金、木、水、火、土也；五脏者，肺、肝、心、肾、脾也。金生水，水生木，木生火，火生土，土生金，则生成之道，循环无穷；肺生肾，肾生肝，肝生心，心生脾，脾生肺，上下荣养，无有休息。故《金匮》《至真要论》[①]云：心生血，血为肉之母[②]；脾生肉，肉为血[③]之舍；肺属气，气为骨之基；肾应骨，骨为筋之本；肝系筋，筋为血之源。五脏五行，相成相生，昼夜流转，无有始终。从之则吉，逆之则凶。

天地阴阳，五行之道，中含于人。人得者，可以出阴阳之数[④]，夺天地之机[⑤]，悦五行之要[⑥]，无终无始，神仙不死矣！

【注释】

①《至真要论》：古医经名，今未见，待考。

②心生血，血为肉之母：心的精气化为血，而血又充养肌肉。

③血：当作“气”。

五行常数的生成

五行生成数的依据可以追溯到河图和洛书，八卦与河图洛书的结合实际上也将五行与河图洛书结合了起来，从而有了五行生成数。

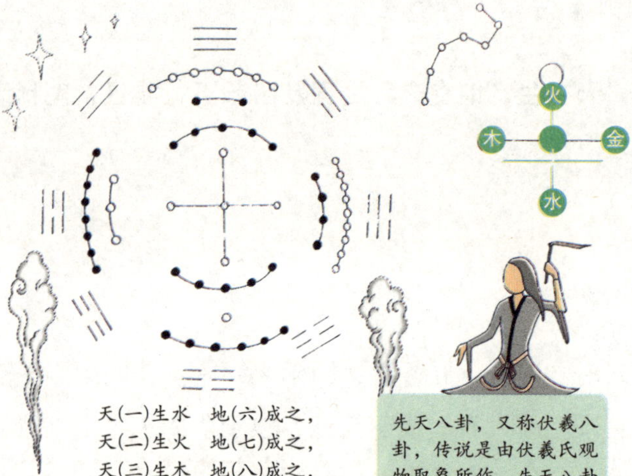

天(一)生水　地(六)成之，
天(二)生火　地(七)成之，
天(三)生木　地(八)成之，
天(四)生金　地(九)成之。

先天八卦，又称伏羲八卦，传说是由伏羲氏观物取象所作，先天八卦是由河图派生的。

五行生成数					
五行	水	火	木	金	土
生数	1	2	3	4	5
成数	6	7	8	9	10
生成数	7	9	11	13	15

后天八卦是周文王根据先天八卦所作。后天八卦生成后与洛书之数相合，就形成了“九宫八卦”，被应用于各个领域。

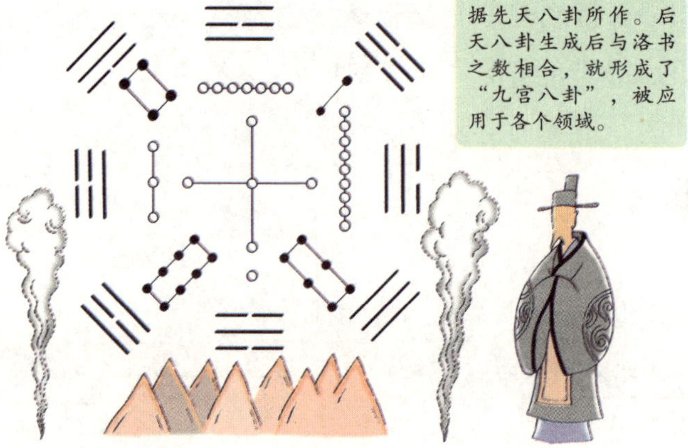

④出阴阳之数：超脱阴阳生与成的数序，即长生之意。

⑤夺天地之机：把握天地生化的枢机。

⑥悦五行之要：对五行生克运化的规律运用自如。

【译文】

阴阳，是自然变化的枢纽机要；五行，是阴阳盛衰的终始循环。没有阴阳就不能成为天地，没有五行就不能成为阴阳。所以，人的生命，是禀受天

五行的生克乘侮

五行学说认为宇宙由木、火、水、土、金五种最基本的物质构成，并以五行之间的相生相克规律来认识世界，解释和探求自然规律。

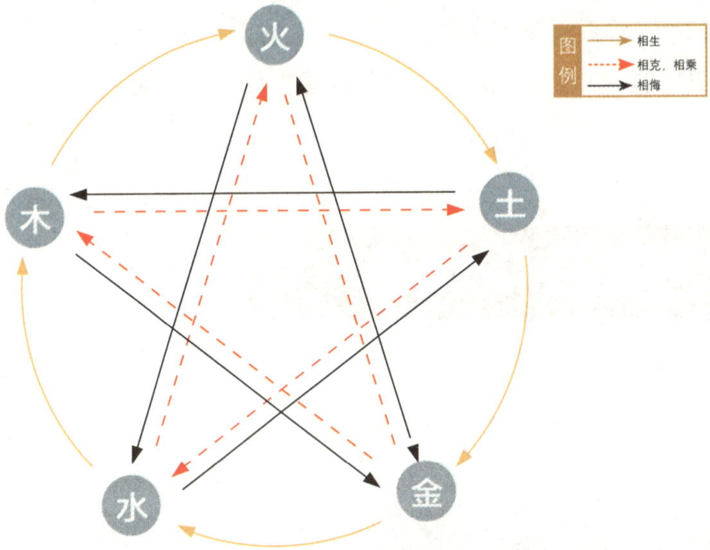

相生	木生火，火生土，土生金，金生水，水生木。
相克	木克土，土克水，水克火，火克金，金克木。
相乘	（五行中的一行对另一行克制太过） 木乘土，土乘水，水乘火，火乘金，金乘木。
相侮	（五行中的一行对克己者反克） 木侮金，金侮火，火侮水，水侮土，土侮木。

地之气而形成的，在阴阳的相互作用中衰败，在五行的生克乘侮中生存。

天有阴阳和五行，人体有血脉和五脏。五行是金、木、水、火、土；五脏是肺、肝、心、肾、脾。自然界金化生水，水滋生木，木化生火，火滋生土，土化生金，是五行则相生相成之道，循环往复而无穷无尽，构成世界的万事万物。人体的五脏也像五行一样，属金的肺生属水的肾，属水的肾生属木的肝，属木的肝生属火的心，属火的心生属土的脾，属土的脾生属金的肺，前后两脏相互营养，如此，生生不息而永不休止，使人体五脏六腑、四肢百骸得到荣养。所以，古医经《金匮》《至真要论》中载：心主血，血是肉的渊源；脾主肉，肉是气的府舍；肺主气，气是骨的基础；肾主骨，骨是筋的根本；肝主筋，筋是血的本源。如此五脏归属五行，相成相生，昼夜循环运转，没有开始终结，遵从这一规律就健康，违背这一规律则生病。

因此，天地阴阳五行的运动变化规律，寓含在人的生命过程之中。如果人若懂得这一规律，就能超越阴阳生成的数序，把握天地变化的枢机，顺应五行生克的规律。此时生命就可以无终无始，能超凡脱俗如不死的神仙了。

阳厥[1]论第四

【提要】

本论基于人法于天地之观点，以天地阳厥类比人体阳厥，论述了自然界和人体的阳气发生逆乱时出现的各种征象。

【原文】

骤风暴热，云物飞飏，晨晦暮晴，夜炎昼冷，应寒不寒，当雨不雨，水竭土坼，时岁大旱，草木枯悴，江河乏涸，此天地之阳厥也。

暴壅塞，忽喘促，四肢不收，二腑[2]不利，耳聋目盲，咽干口焦，舌[3]生疮，鼻流清涕，颊赤心烦，头昏脑重，双睛似火，一身如烧，素不能者乍能，素不欲者乍欲，登高歌笑，弃衣奔走，狂言妄语，不辨亲疏，发躁无度，饮水不休，胸膈膨胀，腹与胁满闷，背疽肉烂，烦溃[4]消中[5]，食不入胃，水不穿肠，骤肿暴满，叫呼昏冒[6]，不省人事，疼痛不知去处，此人之阳厥也。阳厥之脉，举按有力者生，绝者死。

阳厥是由于体内阳气逆乱而表现出的厥病，其形成和表现为：

阳厥病的发生

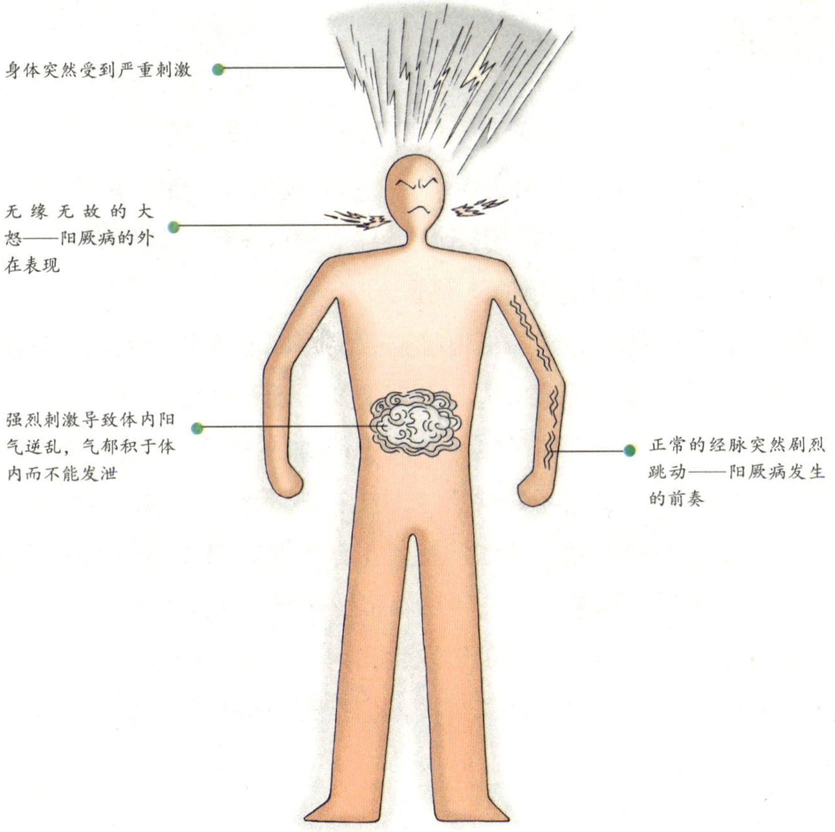

身体突然受到严重刺激
无缘无故的大怒——阳厥病的外在表现
强烈刺激导致体内阳气逆乱，气郁积于体内而不能发泄
正常的经脉突然剧烈跳动——阳厥病发生的前奏

卷上

【注释】

①阳厥：古病名，出自《素问·病能论》。因突受过度刺激而出现易怒发狂的病变，此喻天地炎热干旱的灾变。

②二腑：大肠、膀胱，此指大、小便。

③舌：徐本此上有“唇”字，可参。

④溃：散乱。

⑤消中：古病名，现出自本篇。又见于《伤寒论·厥阴病》，称“除中”。证见病危当不能进食反多食易饥，此为中气欲绝，引食自救的病证。

⑥冒：眩晕。

【译文】

在自然界，如果突然狂风大作，飞沙走石，气候炎热，天气异常。早晨阴晦而傍晚晴朗，夜间炎热而白昼寒冷。冬天应当寒冷而不寒冷，雨季应当下雨而不下雨。水源枯竭而土壤开裂，草木枝叶枯萎，江河干涸，连年大旱，这是天地阳气逆乱而造成的结果。

人体如果突然胸中壅塞，出现喘息急促，四肢松弛，大便小便不利，耳聋目盲，咽干口燥，舌上生疮，鼻流清涕，面颊发红，心中烦躁，头昏脑涨，双眼灼热似火，身体发热，平时不能做的事突然能做，平时不情愿的事忽然愿意，喜好登上高处歌笑，不穿衣裳奔走，经常胡言乱语，不能分辨亲疏，发狂烦躁无度，饮水没有休止，胸膈膨胀，腹胁满闷，痈疽肉烂，心志烦乱，进食就会呕吐，饮水而不小便，突发浮肿胀满，呼叫不应，甚至昏迷不省人事，疼痛不知发生在何处，这些都是人的阳气逆乱所造成的。阳气逆乱的脉象，轻取重按都应指有力的可治；轻取重按都无脉应指的难以医治。

阴厥[1]论第五

【提要】

本篇主要论述了自然界和人体阴气逆乱是的种种表现。

【原文】

飞霜走雹，朝昏暮霭[2]，云雨飘飖，风露寒冷，当热不热，未寒而寒，时气霖霪[3]，泉生田野，山摧地裂，土壤河溢，月晦日昏，此天地之阴厥也。

暴哑卒寒，一身拘急[4]，四肢拳挛[5]，唇青面黑，目直口噤[6]，心腹满痛，头颔摇鼓[7]，腰脚沉重，语言謇涩[8]，上吐下泻，左右不仁，大小便活[9]，吞吐酸渌[10]，悲忧惨戚，喜怒无常者，此人之阴厥也。阴厥之脉，举指弱，按指大者生，举按俱绝者死；一身悉冷，额汗自出者亦死。阴厥之病过三日勿治[11]。

卷上

【注释】

①阴厥：古病名，出自《素问·厥论》。因阳衰精竭所致四肢厥逆，此喻天地寒冽洪涝的灾变。

②霭（ǎi）：又称为轻雾，相对湿度较雾为低，多呈灰色，浓度较高时，则呈白色，与雾接近。

③霖霪：连绵之雨，久雨。

④拘急：证名。出自《素问·六元正纪大论》。指肢体拘紧挛缩，活动不能自如的症状，多由寒凝、阴血虚而致筋脉失养所致，大多见于四肢、手指、少腹等处。

⑤拳挛：曲卷，拘急。

⑥口噤：证名。出自《金匮要略·痉湿暍病》。指牙关紧闭，口不能开的症状。

⑦头颔摇鼓：颔，颊车之部，又称颐部。寒极的样子，头部颤摇，牙齿相击，颐部连及颤动。

⑧謇涩（jiǎnsè）：文字生硬，言语迟钝。

⑨大小便活：指大小便失禁。

⑩渌（lù）：清水。

⑪阴厥之病过三日勿治：此源于传经之说，三日当传遍三阴经，所以三日不能回阳的疾病，当不可治，临证时不必泥于此说。

在人的身体中，阳主外，开关肌肤腠理；阴主内，游走于六腑，归藏于五脏，帮助身体吸收营养，排出糟粕。

阴阳之气调和是人体健康之本

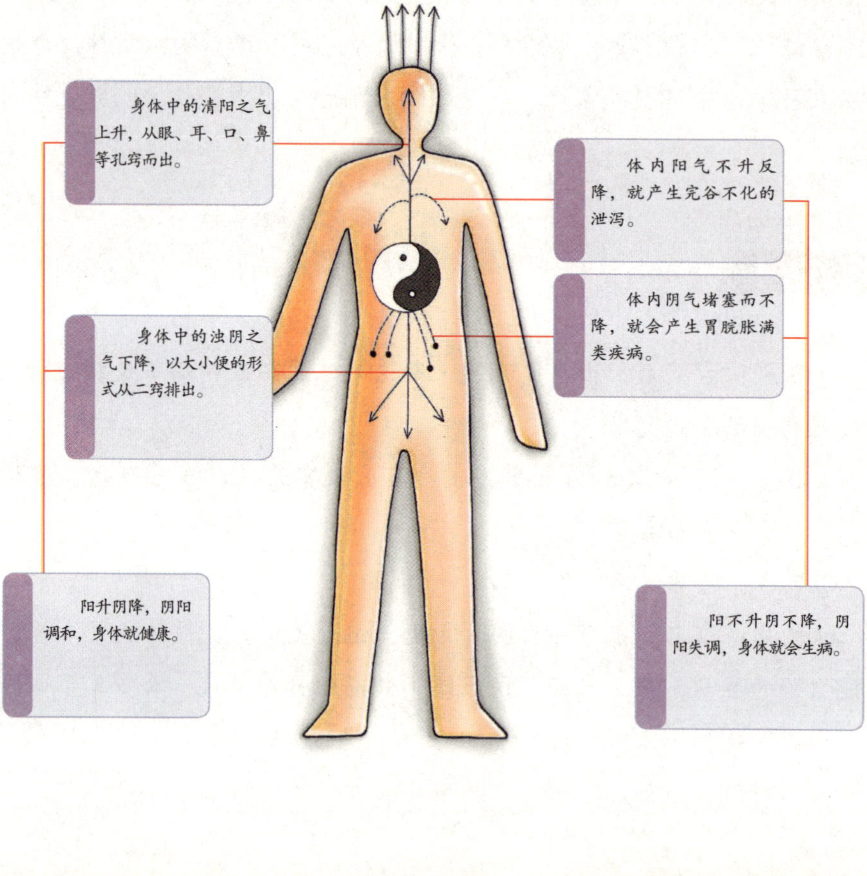

【译文】

在自然界，霜冻冰雹大作，早晨昏暗而傍晚蒙雾，云雨飘摇，风寒露冷，当热而不热，不当寒凉而寒凉，久雨绵绵，泉水涌溢而漫遍田野，山崩地裂，土壤塌陷而河水泛滥，日月昏暗，这是天地之阴气逆乱造成的。

人如果突然发生咽痛音哑，怕冷畏寒，全身发生肢体拘紧挛缩，活动不能自如，口唇发青而颜面发黑，双眼直视而牙关咬紧，心与腹部胀满而疼痛，头部颤摇而牙齿相击，腰与脚部沉重不举，语言迟钝，上吐下泻，半身麻木不仁，大小便失禁，吞吐酸水，悲伤忧愁凄惨，喜怒无常，这些都是人阴气逆乱造成的。阴厥的脉象，轻取为弱而重按为大的可治，轻取重按都无脉应指的不治。全身上下冰凉，只有额头出汗的也难治。阴厥病已经过三日就不需要治了。

阴阳否格[1]论第六

【提要】

本篇主要论述了阴阳升降失调的病机。

【原文】

阳气上而不下曰否，阴气下而不上亦曰否；阳气下而不上曰格，阴气上而不下亦曰格。否格者，谓阴阳不相从也。阳奔于上则燔[2]，脾肺生其疸也。其色黄赤，皆起于阳极也。阴走于下则冰，肾肝生其厥也。其色青黑，皆发于阴极也。疸为黄疸[3]也，厥为寒厥也，由阴阳否格不通而生焉。阳燔则治以水，阴厥则助以火，乃阴阳相济之道耳。

【注释】

①否格：中医病机名词。出自本篇。泛指阴气阳气上下升降逆乱，不能相互顺接的病机。

②燔（fán）：意是焚烧，引申为烧烤。

③疸为黄疸：孙本作“疽”，医统本作“疸”。

体内的清气与浊气

体内之气有清浊，正常情况下，清者上升，浊者下降；清气注入阴分，浊气注入阳分。如果清气和浊气相互干扰，升降失常，就是“乱气”。

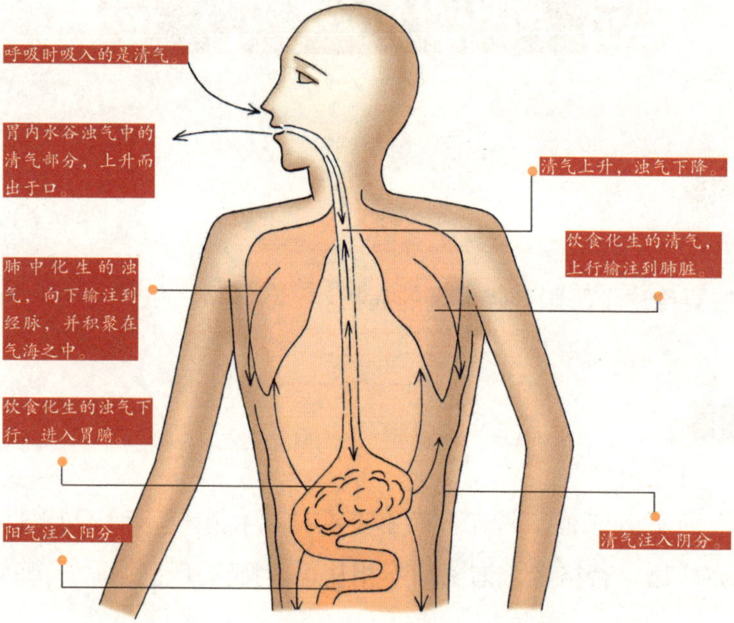

【译文】

阳气升而不降称作否，阴气降而不升也称作否。阳气降而不升称作格，阴气升而不降也称作格。否格是阴气阳气上下升降逆乱，不能相互顺接造成的。

阳气冲在上就会热，多伤及脾肺，变生疸病，疸病造成的肤色橙黄，这是因为阳热至极的缘故。阴气趋走于下则畏寒，多伤及肾肝，变生厥证，厥造成的肤色青黑，这是因为阴寒至极的缘故。疸病即是黄疸，厥证即是寒厥，都是由于阴阳否格不通而产生的。阳气灼热就用清热滋阴的方药治疗，阴气厥冷就用温阳逐寒的方药治疗，这就是阴阳相济的道理。

厥病的发生

厥病有寒厥和热厥之分，寒厥病总是起于脚趾，热厥病总是起于脚心，这与阴阳之气在脚部的运行和交汇有关。

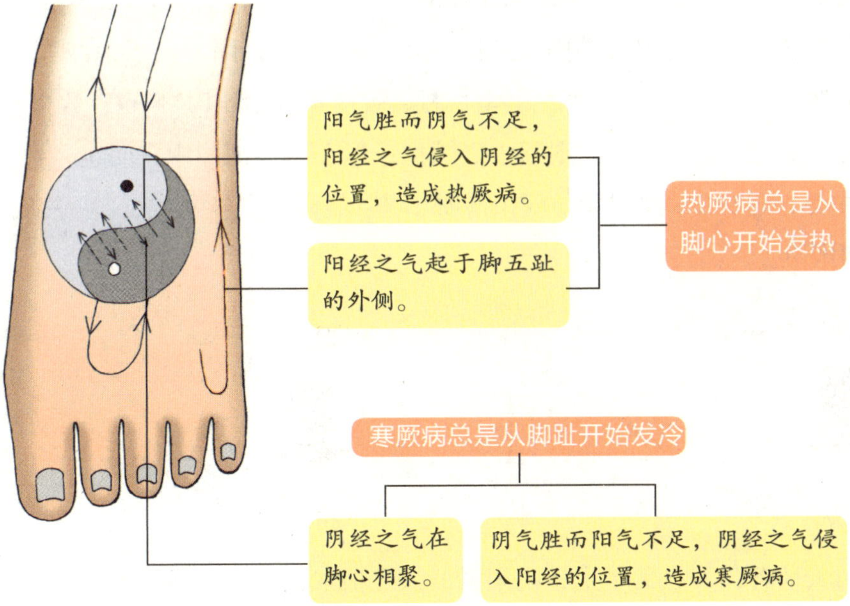

寒热论第七

【提要】

本篇主要论述了人体寒热证候的具体症状及病因病机。

【原文】

人之寒热往来者，其病何也？此乃阴阳相胜也。阳不足则先寒后热，阴不足则先热后寒。又上盛则发热，下盛则发寒[①]。皮寒而燥者，阳不足；皮热而燥者，阴不足。皮寒而寒者，阴盛也；皮热而热者，阳盛也。

发热于下，则阴中之阳邪也；发热于上，则阳中之阳邪也。寒起于上，则阳中之阴邪也；寒起于下，则阴中之阴邪也。寒而颊赤多言者，阳中之阴邪也；热而面青多言者，阴中之阳邪也。寒而面青多言者，阴中之阴邪也；若不言者，不可治也。阴中之阴中者，一生九死；阳中之阳中[②]者，九生一死。阴病[③]难治，阳病[④]易医。诊其脉候，数在上，则阳中之阳也；数在下[⑤]，则阴中之阳也。迟[⑥]在上，则阳中之阴也；迟在下，则阴中之阴也。数在中，则中热；迟在中，则中寒。寒用热取，热以寒攻，逆顺之法，从乎天地，本乎阴阳也。

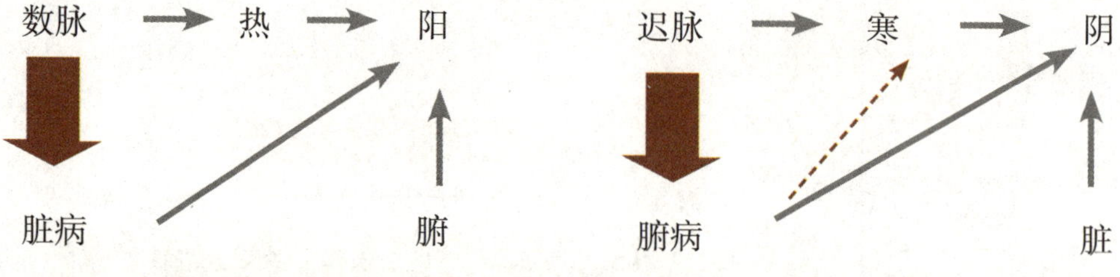

天地者，人之父母也；阴阳者，人之根本也。未有不从天地阴阳者也。从者生，逆者死，寒之又寒，热之又热者生。《金匮大要论》[⑦]云：夜发寒者从，夜发热者逆；昼发热者从，昼发寒者逆。从逆之兆，亦在乎审明。

【注释】

①寒：依上下文义，此上疑脱“热而频赤多言者阳中之阳邪也”之句。

②中（zhònɡ）：伤害，即致病之意。

③阴病：为阴邪所致之病。泛指里证、虚证、寒证。

逆治和从治是从药物的寒热性质、功效补泻与疾病的本质、现象之间的逆从关系而提出的两种治法，两者是治病求本原则的具体应用。

逆治和从治

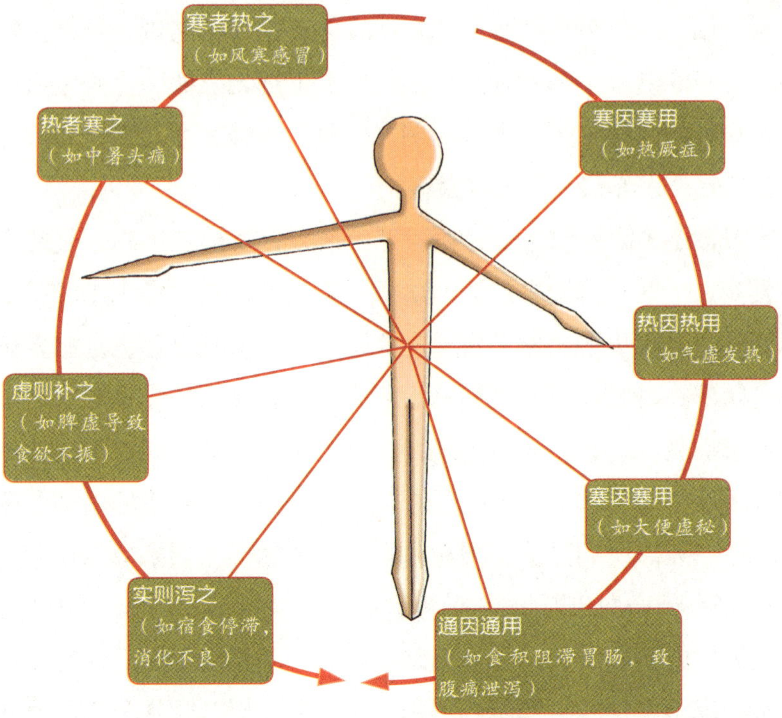

逆治

是对疾病的征象和本质一致的病证所采取的一种治法，采用与疾病征象性质相反的方药进行治疗。

从治

适用于疾病的征象与本质不完全一致的病证。应顺从疾病外在表现的假象特征而治，即采用的药物或食料的性质与疾病征象中的假象性质相同。

④阳病：为阳邪所致之病，泛指表证、实证、热证。

⑤数在上，则阳中之阳也；数在下：数，指数脉。上、下指寸部、尺部。数脉，脉象名，出自《素问·脉要精微论》。为一息五至以上的以脉率快为特征的脉象，多主热证。

⑥迟：指迟脉，脉象名。去来极慢，在一呼一吸之间脉搏的跳动只有三次，详见李时珍《濒湖脉学》。迟脉多主寒证。

⑦《金匮大要论》：古医经名，今未见。

【译文】

人有患寒热往来的，是什么原因呢？这是因为阴阳偏盛偏衰而互相乘胜所生的病。阳气不足者，就会先恶寒后发热；阴气不足者，就会先发热后恶寒。还有，阳气盛于上部就发热，阴气盛于下部就发寒。皮肤发寒但干燥者为阳气不足；皮肤发热又干燥者为阴气不足；皮肤发寒而内亦寒者为阴气太盛；皮肤发热而内亦热者为阳气太盛。

上为阳，下为阴，阳主热，阴主寒。所以，发热在下的，是阴中的阳邪所致；发热在上的，是阳中的阳邪所致；上先恶寒的，是阳中的阴邪所致；下先恶寒的，是阴中的阴邪所致。身觉寒冷而又面颊红赤，且多言多语的，是阳中之阴邪；身觉发热而又面见青色，且少言寡语的，是阴中之阳邪；身觉寒冷而又面见青色，且少言寡语的，是阴中之阴邪。如果不能言语，就不可治疗了。阴中的阴邪所致的病，难治，九死一生；阳中的阳邪所致的病，易医，九生一死。阴病难治，阳病易医。诊察脉候，如果数脉在寸口，就是阳中的阳邪所致；如果数脉在尺部，就是阴中的阳邪所致。如果迟脉在寸口，就是阳中的阴邪所致；如果迟脉在尺部，就是阴中的阴邪所致。如果数脉在关部，就是中焦有热邪所致；如果迟脉在关部，就是中焦有寒邪所致。伤于寒邪者用热药治疗，伤于热邪者用寒药治疗。逆治与顺治的方法，须顺从天地的变化，以阴阳的盛衰为本。

天地是人的父母；阴阳是人的根本。世间的万事万物没有不顺从天地阴阳变化的。顺从天地阴阳变化的就能生存，违背天地阴阳变化的就会死亡。大凡发寒以后重复发寒的病会死，发热以后重复发热的病可生。《金匮大要论》说：夜晚发寒的病证属顺，夜晚发热的病症属逆；白昼发热的病症属顺，白昼发寒的病证属逆。顺逆的征兆，也在于明察详审。

寒、热的产生

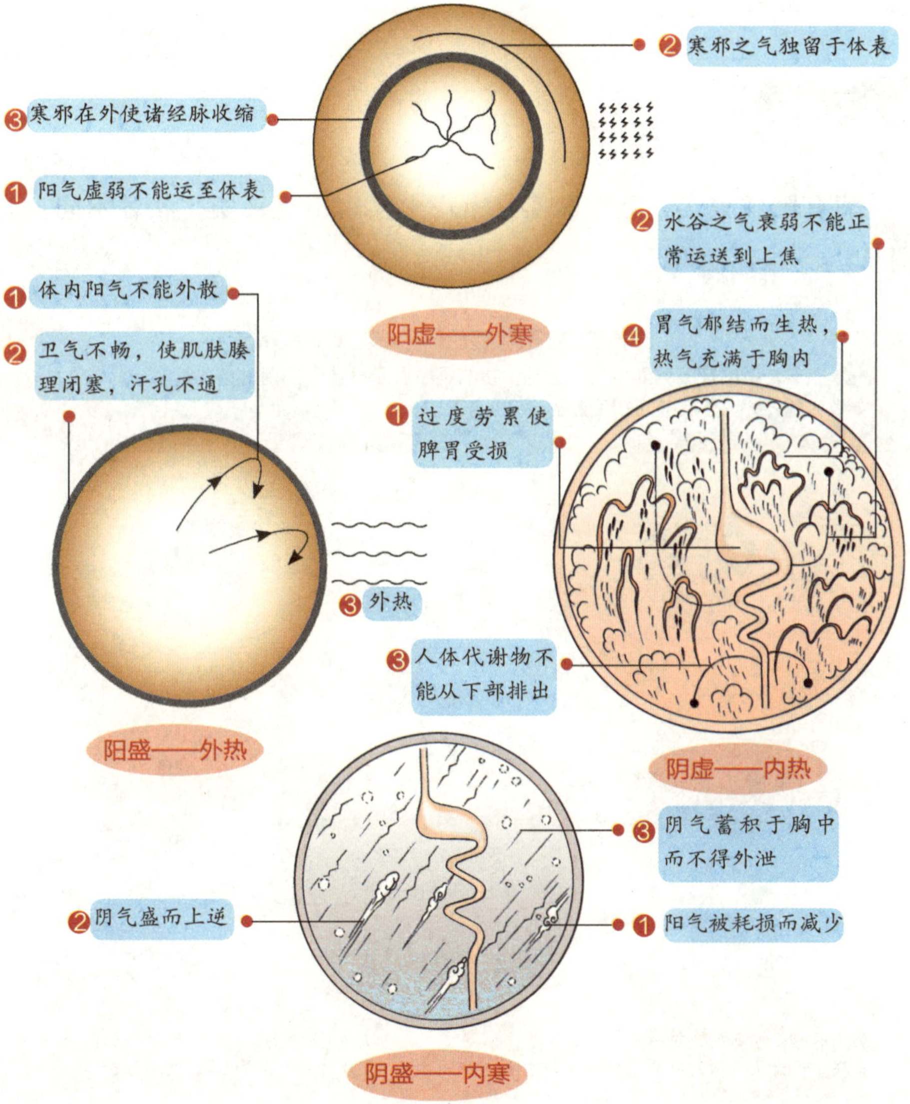

虚实大要论第八

【提要】

本篇概要论述了人体脏腑虚实、上下虚实等证候表现。

【原文】

病有脏虚脏实，腑虚腑实，上虚上实，下虚下实，状各不同，宜深消息[①]。

五实与五虚

五实，指的是五脏邪气实。五虚，指的是五脏正气虚，这两种情况都可导致人的死亡，但也有可以治愈的。详见下图：

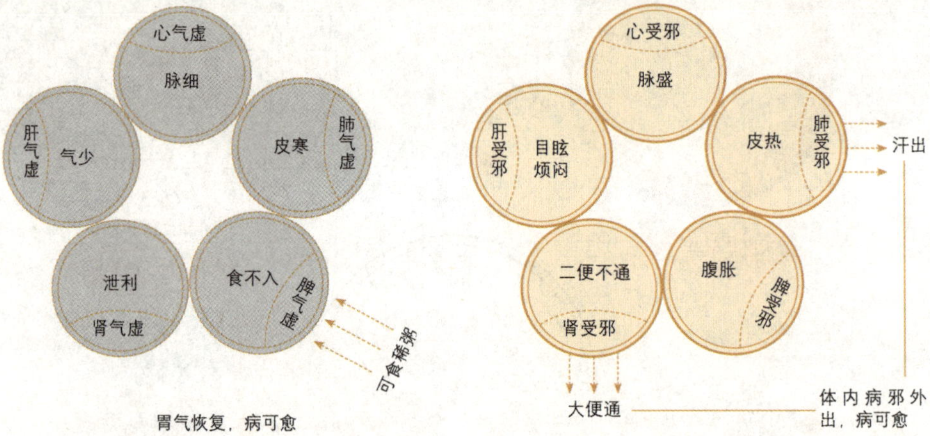

五实

五脏同时感受了邪气，可致人死亡。但是，如果出现了虚箭头所示的现象，疾病就会好转。

五虚

五脏同时气虚，可致人死亡。但是，如果出现了虚箭头所示的现象，疾病就会好转。

肠鸣气走，足冷手寒，食不入胃，吐逆无时，皮毛憔悴，肌肉皱皴②，耳目昏塞，语声破散，行步喘促，精神不收，此五脏之虚也。诊其脉，举指而活③，按之而微，看在何部，以断其脏也。又，按之沉、小、弱、微、短、涩、软、濡④，俱为脏虚也。虚则补益，治之常情耳。饮食过多，大小便难，胸膈满闷，肢节疼痛，身体沉重，头目昏眩，唇肿胀，咽喉闭塞，肠中气急，皮肉不仁，暴生喘乏，偶作寒热，疮疽并起，悲喜时来，或自痿弱，或自高强，气不舒畅，血不流通，此脏之实也。诊其脉，举按俱盛者，实也。又，长、浮、数、疾、洪、紧、弦、大⑤，俱曰实也，看在何经，而断其脏也。

头疼目赤，皮热骨寒，手足舒缓，血气壅塞，丹瘤更生，咽喉肿痛，轻按之痛，重按之快，食饮如故，曰腑实也。诊其脉，浮而实大者是也。皮肤瘙痒，肌肉䐜⑥胀，食饮不化，大便滑而不止。诊其脉，轻手按之得滑⑦，重手按之得平，此乃腑虚也，看在何经，而正⑧其腑也。

胸膈痞满，头目碎痛，饮食不下，脑项昏重，咽喉不利，涕唾稠黏。诊其脉，左右寸口沉、结⑨、实大者，上实也。颊赤心忪⑩，举动颤栗，语声嘶嗄⑪，唇焦口干，喘乏无力，面少颜色，颐颔肿满。诊其左右寸脉，弱而微者，上虚也。

大小便难，饮食如故，腰脚沉重，脐腹疼痛。诊其左右手脉，尺中脉伏而涩者，下实也。大小便难，饮食进退，腰脚沉重，如坐水中，行步艰难，气上奔冲，梦寐危险。诊其左右尺中脉滑而涩者，下虚也。患者脉微涩短小，俱属下虚也。

【注释】

①消息：推敲、斟酌。

②皱皴（zhòu cūn）：肌肤因寒冷干燥而起皱开裂。

③活：滑利不滞。

④沉、小、弱、微、短、涩、软、濡：脉象名。沉，指以脉位低沉、重

脾的运化与升清

进入胃中的食物被腐熟，然后由脾将胃中的水谷精气运送到五脏六腑，这是五脏六腑的营养来源。

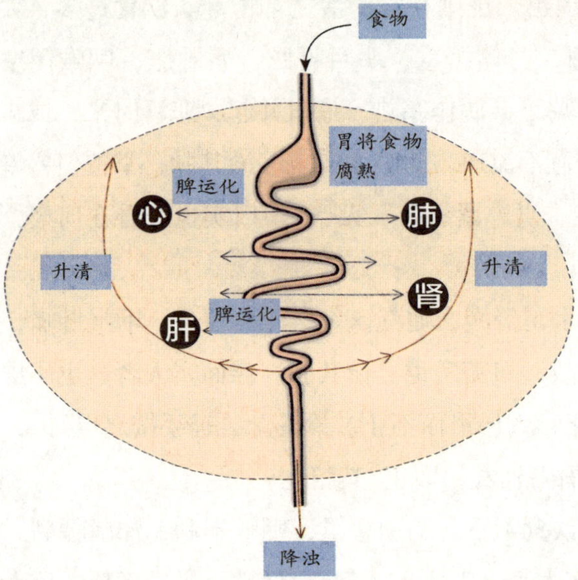

按始得为特征的脉象；小，指以脉体细小但应指分明为特征的脉象；弱，指以脉来柔软无力为特征的脉象；微，指以脉来极细极软、似有若无为特征的脉象；短，指以脉来仅关部较明显，而寸口、尺部均应指不足为特征的脉象；涩，指以脉来如刀刮竹，意即往来艰涩为特征的脉象；软，指以脉来柔软无力为特征的脉象；濡，指以脉来浮细而又软弱无力为特征的脉象。

⑤长、浮、数、疾、洪、紧、弦、大：脉象名。长，指以脉来如循长竿，意即脉来首尾端直而过按指之位的脉象；浮，指脉位浮浅，轻取即得的脉象；疾：脉来异常急速；洪，指以脉来形大满指，来盛去衰如波涛汹涌为特征的脉象；紧，指以脉来绷急有力为特征的脉象；弦，指以脉来端直而长如按琴弦为特征的脉象；大，指以脉来大而满指且波动幅度甚强为特征的脉象。

⑥瞋（zhēn）：胀鼓。

⑦滑：滑脉。脉象名，现出自《素问·平人气象论》。指脉来应指圆滑，往来滑利如珠走盘为特征的脉象。多主痰饮、食积、实热等病证，亦主妊娠。平：平脉。脉象名，现出自《素问·平人气象论》。指正常脉象，又称“常脉”。

⑧正：判定。

⑨结：结脉。脉象名，现出自《脉经》。指以脉来迟缓、时而一止、止无定数为特征的脉象，多主阴寒气结、寒痰瘀血、积聚、疝瘕等病证。实：实脉。脉象名。现出自《素问·玉机真脏论》。指寸、关、尺轻取重按均感充实有力为特征的脉象，多主实证。

⑩忪（zhōng）：惊恐。

⑪嗄（shà）：嘶哑。

【译文】

疾病有脏虚、脏实、腑虚、腑实之分，上虚、上实、下虚、下实之别，症状各不相同，应当深入推敲斟酌。

如患肠鸣矢气，手足冰凉，进食后就呕吐，吐逆没有定时，皮肤毛发憔悴，肌肉干燥起皱开裂，耳听不聪，目视昏花，语声嘶哑，行走时则喘促，精神涣散不敛，这些属五脏的虚证的表现。诊察五脏虚证的脉象，轻取时见滑利的脉象，重按时见微弱的脉象，看这种脉象出现在哪个部位，就能断定是哪一脏的虚证了。另外，重按时脉来沉、小、弱、微、短、涩、软、濡，都是五脏虚证的脉象。虚证就给予补益，这是治疗脏虚证的常法。如果饮食过多，大小便艰难，胸膈满闷，肢节疼痛，身体沉重，头昏目眩，唇舌肿胀，咽喉闭塞，肠中气胀急迫，皮肉麻木不仁，突然发生喘促，偶然出现恶寒发热，疮疡痈疽并发，时悲时喜兼见，或者自感痿弱，或者自感高强，或者气行不能舒畅，或者血行不能流通，这些都属五脏的实证。诊察患者的脉象，轻取重按都充实有力的，就是五脏的实证。另见脉象长、浮、数、疾、洪、紧、弦、大，都是五脏实证的脉象。只要看这些脉象归属于哪一经，就可以断定是哪一脏的实证了。

头疼目赤，表热而里寒，手足弛缓无力，血气壅塞不通，丹毒瘿瘤，此起彼伏，咽喉肿痛经常出现，轻按时就会疼痛，重按时就会舒适，饮食和往常一样，这些都是腑实之证。诊察患者的脉象，浮脉兼见实、大就是腑实。皮肤瘙痒，肌肉肿胀，饮食不能消化，大便滑利不止。诊察患者的脉象，轻取时得滑脉，重按时得平脉，这些都是腑虚的脉象，只要看这些脉象归属于哪一经，就可以断定是哪一腑的虚证了。

胸与膈中痞满，头目疼痛如裂，饮食不下，脑项眩晕沉重，咽喉不利，鼻涕唾液黏稠。诊察患者的脉象，左右寸口脉象沉、结、实、大的，就是上实证。面颊发红，心中惊恐，行动战栗，语声嘶哑，唇焦口干，喘息无力，面容憔悴，颐颔肿满。诊察患者左右寸口，脉象弱而且微的，就是上虚证。

身体的虚与实

体虚或体实的人，以下几方面的表现必然是一致的，如果有其中一项与其他任何一项不一致，必定是身体病态的反常表现。

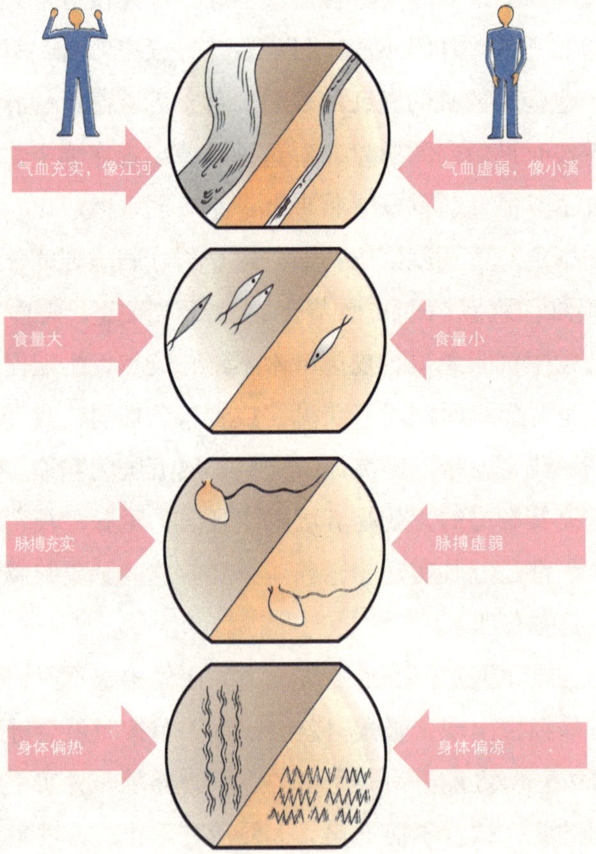

大小便艰难，饮食如常，腰脚沉重，脐腹疼痛。诊察患者的左右手脉，尺部脉象伏而且涩的，是下实之证。大小便不爽，饮食时多时少，腰脚沉重，如坐在水中，行走艰难，有气向上奔冲，睡梦多噩梦。诊察患者左右尺部，脉象滑而且涩的，是下虚之证。患者脉象微、涩、短、小者，都属下部的虚证。

上下不宁论第九

【提要】

本篇用五行相生的理论来解释病机，探讨了一个脏腑生病，会传变其他脏腑的道理。

【原文】

脾病者，上下不宁，何谓也？脾上有心之母，下有肺之子，心者，血也，属阴，肺者，气也，属阳。脾病，则上母不宁；母不宁，则为阴不足也；阴不足，则发热。又，脾病则下子不宁，子不宁，则为阳不足也，阳不足，则发寒。脾病，则血气俱不宁，血气不宁，则寒热往来，无有休息，故脾如疟也。谓脾者，土也，心者，火也，肺者，金也。火生土，土生金，故曰上有心母，下有肺子，脾居其中，病则如斯耳。他脏上下，皆法于此①也。

【注释】

①皆法于此：肝属木，心属火，脾属土，肺属金，肾属水。五行相生次

序是：木生火，火生土，土生金，金生水，水生木。五行相克次序是：木克土，土克水，水克火，火克金，金克木。所以说五脏各有上下相生之脏。此举脾脏受病为例，而其他各脏受病皆可取法于此。

【译文】

脾脏患病，上下各脏都不安宁，这是为什么呢？这是因为，脾脏之上有心这个母脏，下有肺这个子脏。心主血，属阴；肺主气，属阳。脾脏患病就使在上的母脏心不安宁，心不安宁就导致阴血不足，阴血不足就会出现发热。另外，脾脏患病就使在下的子脏肺不安宁，肺不安宁就导致阳气不足，阳气不足就会出现发寒。脾脏患病就使血气都不得安宁，血气不安宁就会出现寒热往来，而且这种寒热往来会没有休止，所以脾脏患病就像患疟疾一样。脾属土，心属火，肺属金。火生土，土生金，所以说上有心母，下有肺子。脾处在心母、肺子之中，脾脏患病就必然会是这样的证候了。其他脏腑患病，也是如此，都有在上的母脏和在下的子脏，都可以按照这个例子而推知。

五脏的子母关系

利用五行相生的关系，把五行与五脏配合，从而产生了五脏的子母关系。

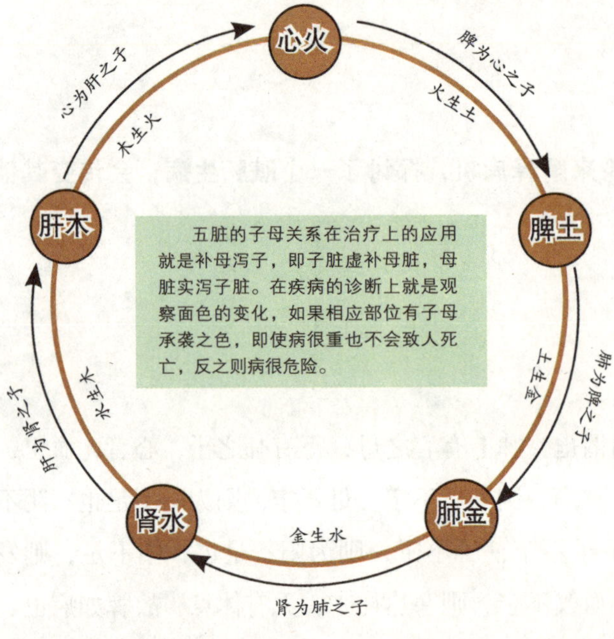

心火
脾为心之子
火生土
脾土
肺为脾之子
土生金
肺金
金生水
肾为肺之子
肾水
肝为肾之子
水生木
肝木
心为肝之子
木生火
五脏的子母关系在治疗上的应用就是补母泻子，即子脏虚补母脏，母脏实泻子脏。在疾病的诊断上就是观察面色的变化，如果相应部位有子母承袭之色，即使病很重也不会致人死亡，反之则病很危险。

脉要论第十

【提要】

本篇是总论诊脉的大纲，指出人的脉象体现了气血盛衰的情况，概要论述了各种脉象。

【原文】

脉者，乃气血之先①也。气血盛，则脉盛；气血衰，则脉衰；气血热，则脉数；气血寒，则脉迟；气血微，则脉弱；气血平，则脉缓②。又，长人脉长，短人脉短，性急则脉急，性缓则脉缓，反此者逆，顺此者从也。

又，诸数为热，诸迟为寒，诸紧为痛，诸浮为风，诸滑为虚，诸伏为聚，诸长为实，诸短为虚。又，短涩沉迟伏皆属阴，数滑长浮紧皆属阳。阴得阴者从，阳得阳者顺，违之者逆。

阴阳消息③，以经而处④之，假令数在左手，得之浮者，热入小肠，得之沉者，热入于心，余皆仿此。

【注释】

①先：先导、先兆。

②缓：缓脉。脉象名，指以脉来一息四至，且和缓均匀为特征的脉象。缓脉有常、病之分，一般和缓为常脉，若往来缓软则为病脉，多主脾虚之证。

③消息：消长，即生死盛衰。

④以经而处：按经脉而断定其盛衰生死。

古代医学家在医疗实践中，总结出了丰富的脉象知识，通过不同的脉象来反映人体脏腑的健康状态。

缓脉

一呼一吸之间，脉搏跳动4次。

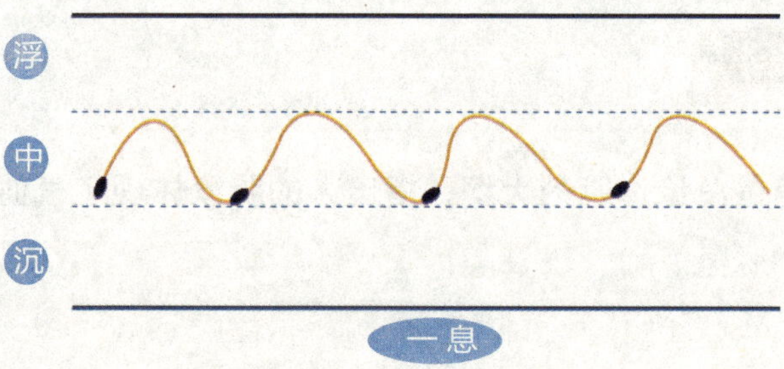

急脉

一呼一吸之间，脉搏跳动7次。

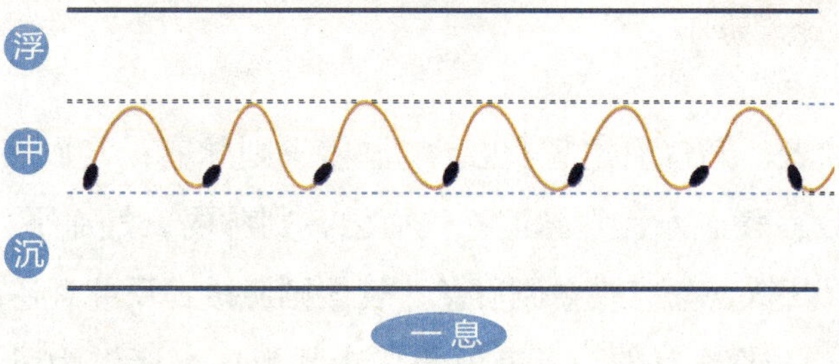

长脉

脉形长，首尾端直，超过本位。

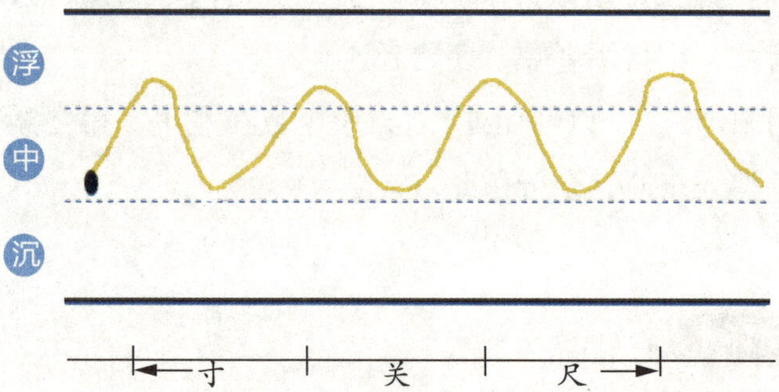

短脉

首尾俱短，不能满部（寸、关、尺三部）。

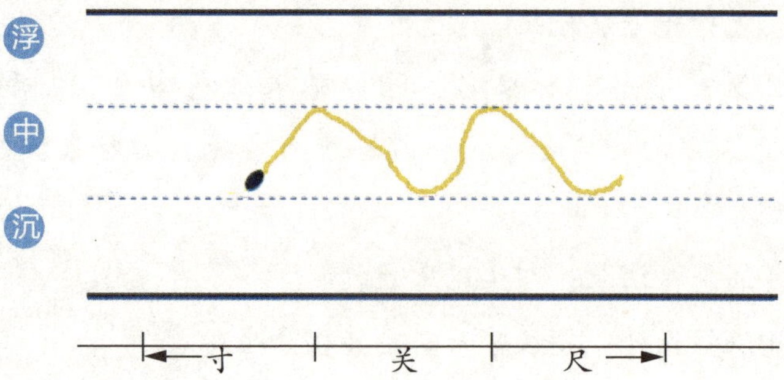

滑脉
往来流利，如珠走盘，应指圆滑。

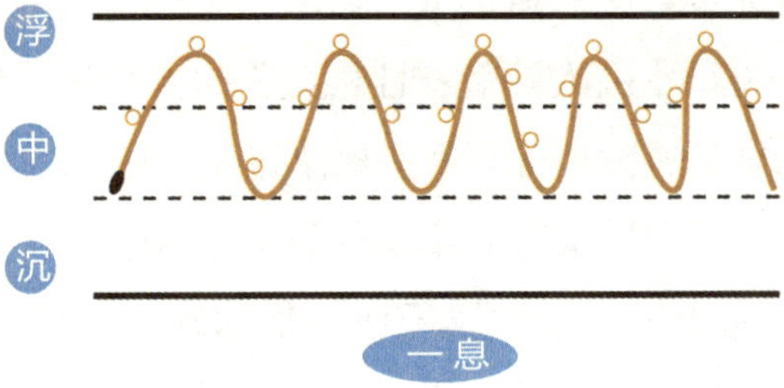

涩脉
脉细而缓，脉率和脉力不匀，往来艰涩不畅，如轻刀刮竹，与滑脉相反。

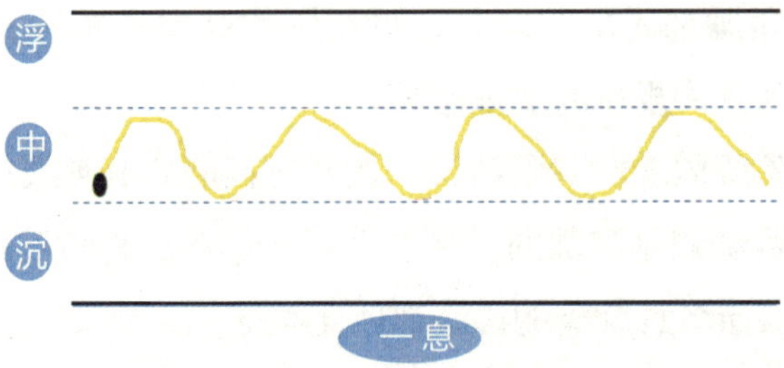

伏脉
重手推筋按骨始得，甚则伏而不见。

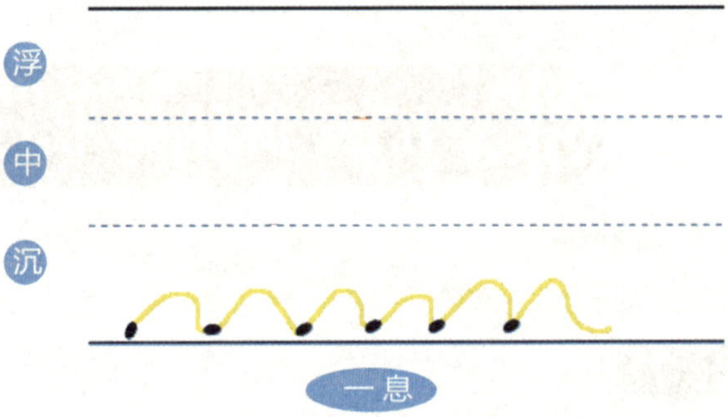

濡脉
浮而形细，势软，搏动力弱，不能重按，按之则无。

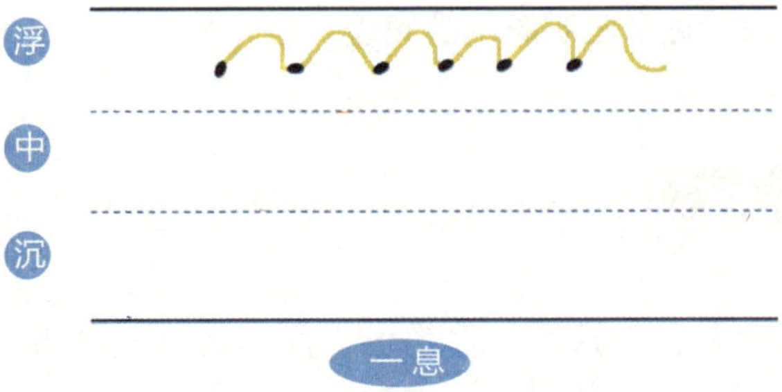

【译文】

脉象是人体气血的先导，气血旺盛则脉盛，气血虚衰则脉衰；气血有热则脉数，气血有寒则脉迟；气血微弱则脉弱，气血平和则脉缓。身材高达的人脉长，身材矮小的人脉短；性格急躁的人脉急，生性和缓的人脉缓。违背这些规律的脉是逆脉，符合这些规律的脉是顺脉。

另外，不同的脉象有着不同的意义，数脉属于热，迟脉属于寒，紧脉属于痛，浮脉属于风，滑脉属于虚，伏脉属于积聚，长脉属于实，短脉属于虚。此外，短脉、涩脉、沉脉、迟脉、伏脉都属阴脉；数脉、滑脉、长脉、浮脉、紧脉都属阳脉。阴证见属阴的脉象是顺脉，阳证见属阳的脉象是顺脉，违背这一规律的就是逆脉。

脉象所体现的阴阳消长，按经脉而断定其盛衰生死。假如数脉在左手寸口，得数脉兼见浮脉的，是热邪侵入小肠；得数脉兼见沉脉的，是热邪侵入心脏。其余各种脉象的诊法都依此类推。

五色[1]脉论第十一

【提要】

本篇论述了五脏脉绝的表现。

【原文】

面青无右关脉者，脾绝也；面赤无右寸脉者，肺绝也；面白无左关脉者，肝绝也；面黄无左尺脉者，肾绝也；面黑无左寸脉者，心绝也。五绝者死。夫五绝当时即死[2]，非其时则半岁死。然五色虽见，而五脉[3]不见，即非病者矣。

【注释】

①五色：五脏气绝之色。色：一说作“绝”。

②当时即死：指适逢该脏“所不胜”的时令的病难治。如病在肺，应秋，属金。如果肺绝脉候出现于夏，夏属火，火克金，是肺“所不胜”的时令，就会导致死亡。

③五脉：指五脏绝脉。

面色、脉象与疾病				
面色	脉象	表现	归属	病因
赤	急疾而坚实	气滞于胸，饮食困难	心脉	思虑过度，心气伤，邪气乘虚侵袭人体
白	疾躁而浮，且上虚下实	易惊恐，胸中邪气压迫肺而致喘息	肺脉	外伤寒热，醉后行房
青	长而有力，左右弹及手指	腰痛、脚冷、头痛等	肝脉	伤于寒湿
黄	大而虚	气滞于腹，自觉腹中有气上逆，常见于女子	脾脉	四肢过度劳累，出汗后受风侵袭
黑	坚实而大	邪气积聚在小腹与前阴的部位	肾脉	冷水沐浴后入睡，受寒湿之气侵袭

【译文】

面色发青，又无右关脉的，是脾气已绝；因为青为肝木之色，右关脉候脾土，是木克土，故脾气绝。面色发红，又无右寸脉的，是肺气已绝；因为红为心火之色，右寸脉候肺金，是火克金，故肺气绝。面色发白，又无左关脉的，是肝气已绝；因为白为肺金之色，左关脉候肝木，是金克木，故肝气绝。面色发黄，又无左尺脉的，是肾气已绝；因为黄为脾土之色，左尺脉候肾水，是土克水，故肾气绝。面色发黑，又无左寸脉的，是心气已绝；因为黑为肾水之色，左寸脉候心火，是水克火，故心气绝，有五绝证候的会死。

四时五脏脉象常异的对照

人体脉象会随着不同季节气候冷暖的变化而变化，所以，每个季节都有其对应的常脉，与之不相应的脉则是病脉或死脉。

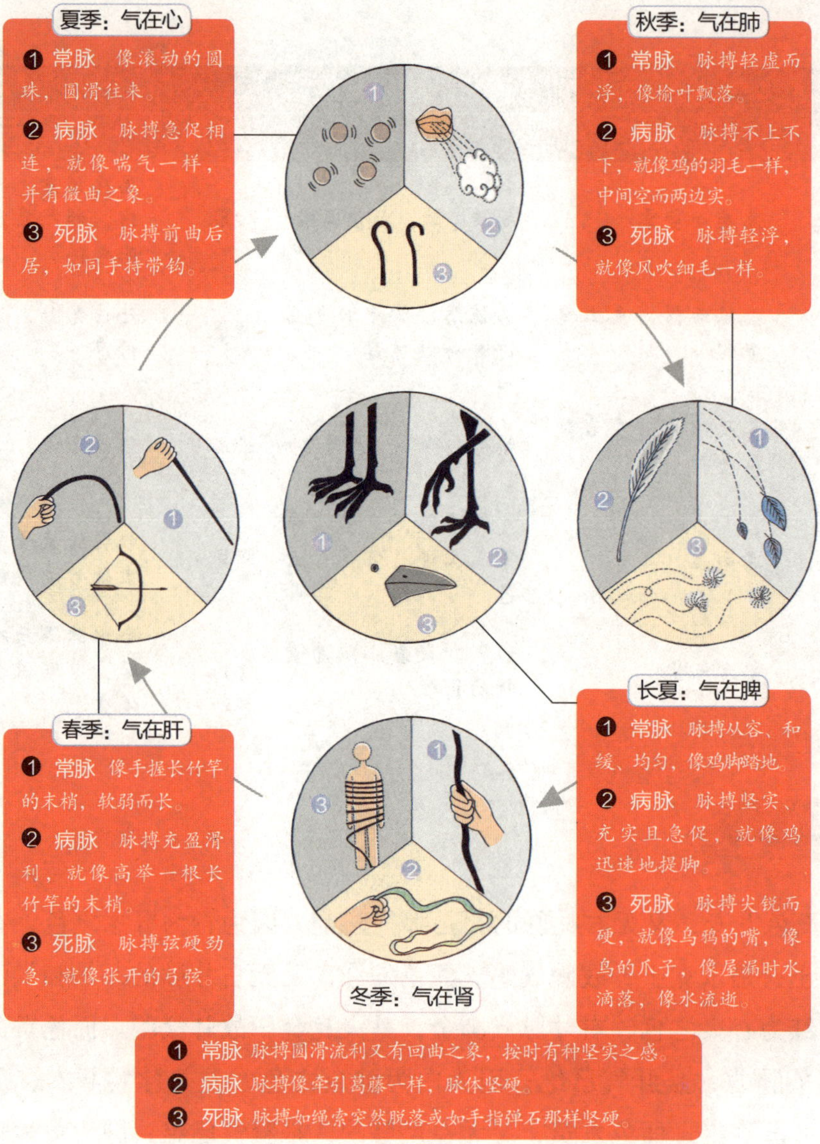

夏季：气在心
❶ 常脉　像滚动的圆珠，圆滑往来。
❷ 病脉　脉搏急促相连，就像喘气一样，并有微曲之象。
❸ 死脉　脉搏前曲后居，如同手持带钩。
秋季：气在肺
❶ 常脉　脉搏轻虚而浮，像榆叶飘落。
❷ 病脉　脉搏不上不下，就像鸡的羽毛一样，中间空而两边实。
❸ 死脉　脉搏轻浮，就像风吹细毛一样。
长夏：气在脾
❶ 常脉　脉搏从容、和缓、均匀，像鸡脚踏地。
❷ 病脉　脉搏坚实、充实且急促，就像鸡迅速地提脚。
❸ 死脉　脉搏尖锐而硬，就像乌鸦的嘴，像鸟的爪子，像屋漏时水滴落，像水流逝。
春季：气在肝
❶ 常脉　像手握长竹竿的末梢，软弱而长。
❷ 病脉　脉搏充盈滑利，就像高举一根长竹竿的末梢。
❸ 死脉　脉搏弦硬劲急，就像张开的弓弦。
冬季：气在肾
❶ 常脉　脉搏圆滑流利又有回曲之象，按时有种坚实之感。
❷ 病脉　脉搏像牵引葛藤一样，脉体坚硬。
❸ 死脉　脉搏如绳索突然脱落或如手指弹石那样坚硬。

五绝脉候适逢该脏所不胜的时令，即春天得肝绝之脉，夏天得心绝之脉，长夏得脾绝之脉，秋天得肺绝之脉，冬天得肾绝之脉，立时就会死亡；不逢该脏所不胜的时令，半年后死亡。然而如果只见到青、红、白、黄、黑五种颜色，但五脏绝脉没有出现，这就不属于此种病候了。

脉病外内证决论第十二

【提要】

本篇论述了外感、气虚、虚劳、肠澼、热病、寒病、阳病、久（阴）病的脉象及内外症状，指出了脉证的逆顺决定着疾病预后的吉凶。

【原文】

病风人[①]，脉肾数浮沉，有汗出不止呼吸有声者死，不然则生。

病气人，一身悉肿，四肢不收，喘无时，厥逆不湿，脉候沉小者，死。浮大者，生。

病劳人[②]，脱肛，骨肉相失[③]，声散呕血，阳事不禁，梦寐交侵[④]，呼吸不相从[⑤]，昼凉夜热者，死。吐脓血者，亦死。其脉不数，有根蒂者，及颊不赤者，生。

病肠澼[⑥]者，下脓血，患者脉急，皮热，食不入，腹胀，目瞪者，死。或一身厥冷，脉沉细而不生[⑦]者，亦死。食如故，脉沉浮有力而不绝者，生。

病热人，四肢厥，脉弱，不欲见人，食不入，利下不止者，死。食入，四肢温，脉大，语狂无睡者，生。

病寒人，狂言不寐，身冷，脉数，喘息目直[⑧]者，死。脉有力，而不喘者，生。

风邪对人体的伤害

风邪对人体的伤害是六淫之中最厉害的，它们侵入人体，阻塞毛孔，在身体上下窜行，导致人体经脉不通，使人发冷或发热。

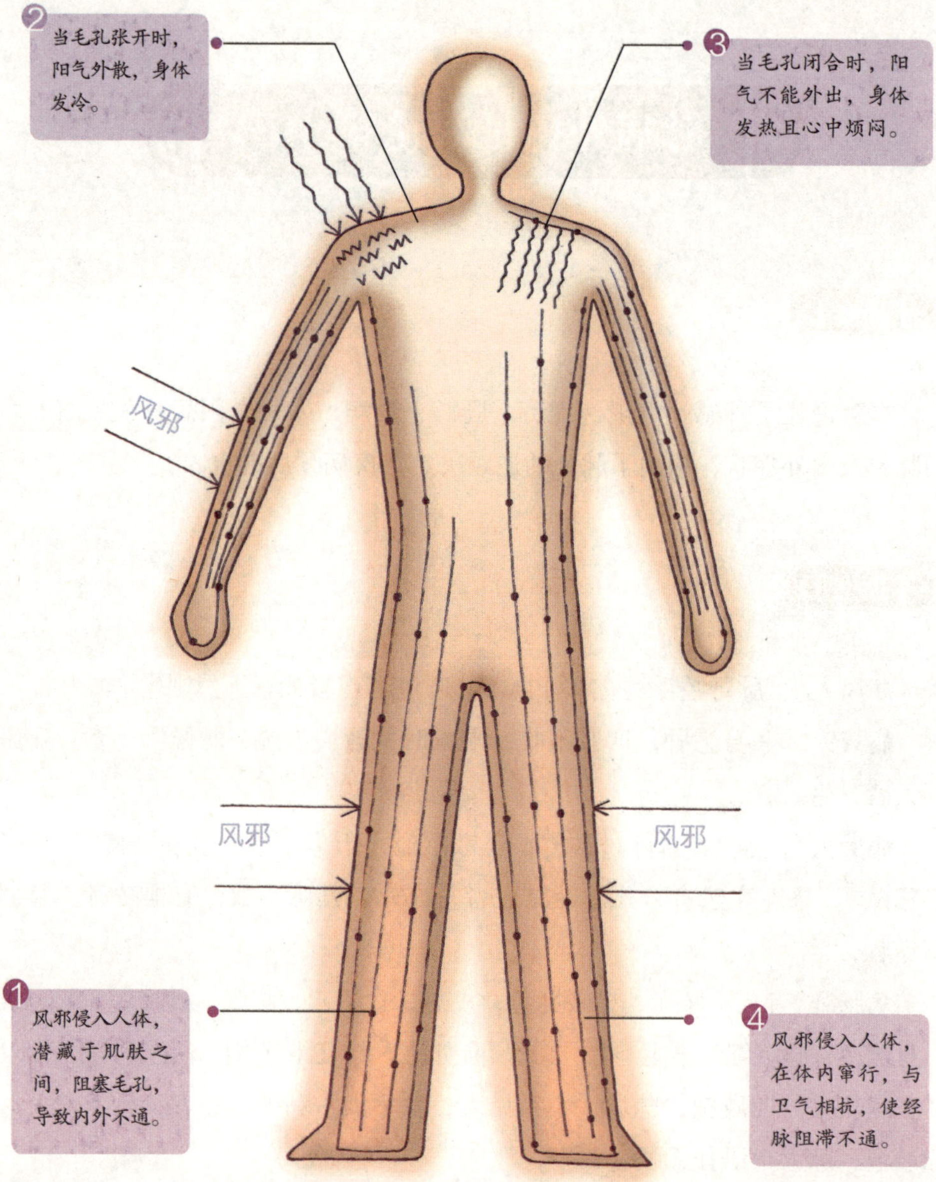

2 当毛孔张开时，阳气外散，身体发冷。
3 当毛孔闭合时，阳气不能外出，身体发热且心中烦闷。
风邪
风邪
风邪
1 风邪侵入人体，潜藏于肌肤之间，阻塞毛孔，导致内外不通。
4 风邪侵入人体，在体内窜行，与卫气相抗，使经脉阻滞不通。

阳患者，精神颠倒，寐而不惺⑨，言语失次，脉候浮沉有力者，生。无力及食不入，胃下利不定⑩者，死。

久患者，脉大，身瘦，食不充肠，言如不病，坐卧困顿者，死。若饮食进退，脉小而有力，言语轻嘶，额无黑气，大便结涩者，生。

大凡阳病阴证，阴病阳证，身瘦，脉大，肥人脉衰，上下交变，阴阳颠倒，冷热相乘，皆属不吉。从者生，逆者死。治疗之法，宜深消息。

【注释】

①病风人：指感受风邪的病人。

②病劳人：患劳病的人。劳病，泛指因久视、久卧、久立、久坐、久行等劳累过度而导致的虚劳病证，有志劳、思劳、心劳、忧劳、瘦劳（或肺

药物的君、臣、佐、使

君、臣、佐、使是《内经》提出的中医药处方原则，是对处方用药规律的高度概括，是从众多方剂的用药方法、主次配伍关系等因素中总结出来的带有普遍意义的处方指南。

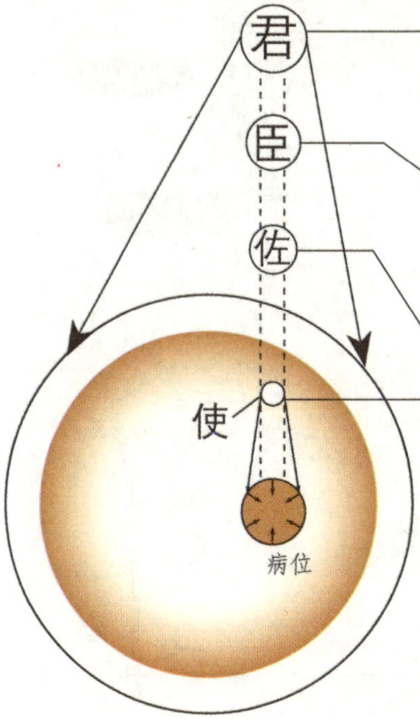

君药就是在治疗疾病时起主要作用的药。其药力居方中之首，用量也较多。在一个方剂中，君药是首要的、不可缺少的药物。

臣药有两种含义

1.辅助君药发挥治疗作用的药物。
2.针对兼病或兼证起治疗作用的药物。

佐药有三种含义

1.佐助药：协助君臣药加强治疗作用，或直接治疗次要兼证。
2.佐制药：消除或减缓君臣药的毒性和烈性。
3.反佐药：与君药性味相反而又能在治疗中起相成作用。

使药有两种含义

1.为引经药，将各药的药力引导至患病部位。
2.为调和药，调和各药的作用。

劳、肝劳、心劳、脾劳、肾劳）等“五劳”之说。

③骨肉相失：形容肌肉瘦削的样子。

④阳事不禁，梦寐交侵：指房事不能自禁，睡梦之中交接遗精。

⑤呼吸不相从：呼吸不相续接，此形容气短的样子。

⑥肠澼（pì）：即痢疾，指因饮食不洁、外感湿热疫毒而引起的以起病急骤、高热、腹痛下痢为主要症状的痢疾，好发于夏秋之际。

⑦不生：意犹不出。

⑧目直：呆视的样子。

⑨惺：醒悟。

⑩不定：不止。

【译文】

感受风邪的病人，脉象可出现紧、数、浮、沉，又见出汗不止，呼吸时伴有粗重声息的难治，如果不是这样就好医。

阳气虚的病人，全身浮肿，四肢松弛，不时喘息，手足厥冷，肌肤不温，脉象沉小的难治，脉象浮大的好医。

患劳病的病人，出现脱肛，骨肉消瘦，声音低微沙哑，并见呕血，房事不能自禁，梦中交接遗精，呼吸不均

风是百病之始

风、寒、暑、湿、燥、火是自然界中六种致病因素，被称为“六淫”。而六淫中，风是百病之始。寒、暑、湿、燥、火诸邪常常依附于风邪侵犯人体，所以说“风是百病之始”。

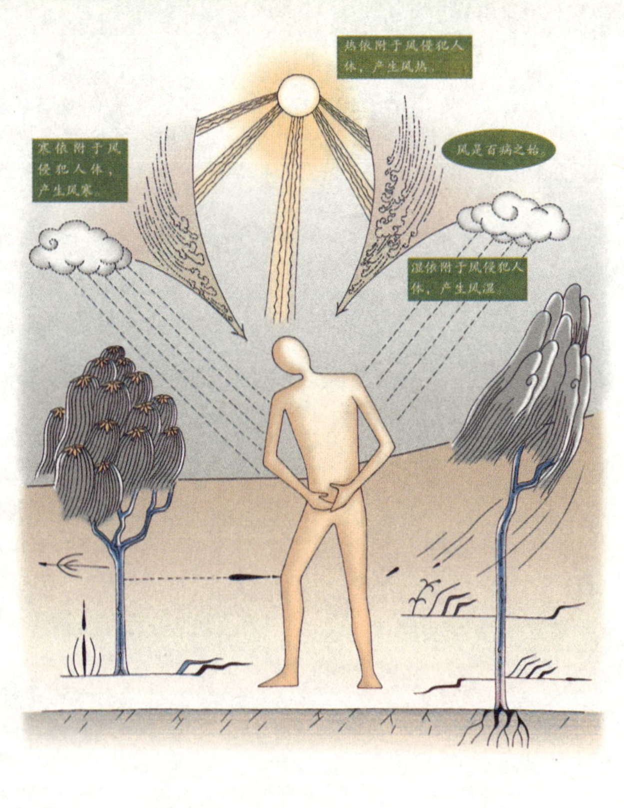

匀，白天身凉夜晚发热的难治，见吐脓血的也难治；如果脉象不数，脉有胃气的，以及面颊不潮红的好医。

患痢疾的病人，大便下脓血，脉急，皮肤发热，不思进食，腹部胀满，双目呆视的难治；或者全身厥冷，脉沉细而不能应指的也难治；进食如常，脉象或沉、或浮都有力而不绝者的好医。

患热病的病人，四肢厥冷，脉象弱，不想见人，不能进食，大便泄利不止的难治；能够进食，四肢温暖，脉象大，言语狂乱，不得入睡的好医。

患寒病的病人，言语狂乱，不能睡眠，全身发冷，脉象为数，喘息不止，双目发直的难治，脉象有力而又不喘的好医。

患阳病的病人，会精神错乱，睡而不清醒，语言无伦次，脉候浮沉有力的好医；脉象无力以及进食就吐、下利不止的难治。患阴病的人，脉象大，身体消瘦，能食而善饥，说话时像没病的一样，一旦静下来坐卧都感困倦疲乏的难治；假如饮食时好时差，脉象小而又有力，言语轻微嘶哑，额部没有黑气，大便干结不爽的好医。

大凡阳病出现阴证，阴病出现阳证，身形瘦弱的人却脉大，身形肥胖的人却脉衰，上下的证候交替变化，阴阳颠倒，冷热的气候相互乘胜，这都属不吉祥的征兆。脉证顺的好医，脉证相反的难治。治疗的方法，应仔细推敲。

生死要论第十三

【提要】

本篇论述了外部无明显变化，但体内精气先绝，以致暴亡的各种证候。

【原文】

凡不病而五行绝[①]者，死；不病而性变[②]者，死；不病而暴语妄者，死；

不病而暴不语者，死；不病而暴喘促者，死；不病而暴强厥（一作中）者，死；不病而暴目盲者，死；不病而暴耳聋者，死；不病而暴痿缓者，死；不病而暴肿满者，死；不病而暴大小便结者，死；不病而暴无脉者，死；不病而暴昏冒[3]如醉者，死。

此皆内气先尽（一作绝）故也。逆者即死，顺者二年无有生者也。

【注释】

①五行绝：指五种能预测为死证的没有光泽的肤色。即：青如草兹，主肝（木）死；黄如枳实，主脾（土）死；黑如煤灰，主肾（水）死；赤如凝血，主心（火）死；白如枯骨，主肺（金）死。

②性变：此指性格改变。

③昏冒：昏迷不醒。

《黄帝内经》论述面部色泽变化

五色	五脏	平人		病人	
		有华无病	无华将病	有华主生（善色）	无华病危（恶色）
赤	心	如白裹朱	如赭	如鸡冠	如衃血
白	肺	如鹅羽	如盐	如豕膏	如枯骨
黄	脾	如罗裹雄黄	如黄土	如蟹腹	如枳实
青	肝	如苍璧之泽	如蓝	如翠羽	如草兹
黑	肾	如重漆色	如地苍	如乌羽	如炲

【译文】

大凡平时没有明显病证但木、火、土、金、水五脏气绝的，会死亡；平时没有明显病证但性情脾气大变的，会死亡；平时没有明显病证但突然言语狂乱的，会死亡；平时没有明显病症的但突然不能语的，会死亡；平时没有明显病证但突然喘促不止的，会死亡；平时没有明显病证但突然僵直逆冷的，会死亡；平时没有明显病证但突然双目失明的，会死亡；平时没有明显病证但突然耳聋失聪的，会死亡；平时没有明显病证但突然四肢痿软的，会死亡；平时没有明显病证但突然全身肿胀的，会死亡；平时没有明显病证但突然大小便不通的，会死亡；平时没有明显病证但突然无脉搏跳动的，会死亡；平时没有明显病证但突然昏厥如醉的，会死亡。

这些都是因为脏腑之气已先竭尽而病态突然显露在外的缘故。脉证相反的当时就会死亡，脉证相合的还能延续二年，几乎没有长生者。

病有灾怪论第十四

【提要】

本篇论述了疾病症候的各种反常现象且考究其因。

【原文】

病有灾怪①，何谓也？病者应寒而反热，应热而反寒，应吐而不吐，应泻而不泻，应汗而不汗，应语而不语，应寐而不寐，应水而不水，皆属灾怪也。此乃五脏之气不相随从而致之矣。四逆②者不治。四逆者，谓主客运气俱不得时也。

【注释】

①灾怪：怪异、异常。灾，指败损；怪，指变异。

②四逆：逆四时之脉。

四时脉象太过与不及的表现

正常的四季脉象应为春弦、夏钩、秋毛、冬石。但是有时候也会出现太过与不及的情况，太过会表现为体表的疾病，不及会表现为体内的疾病。

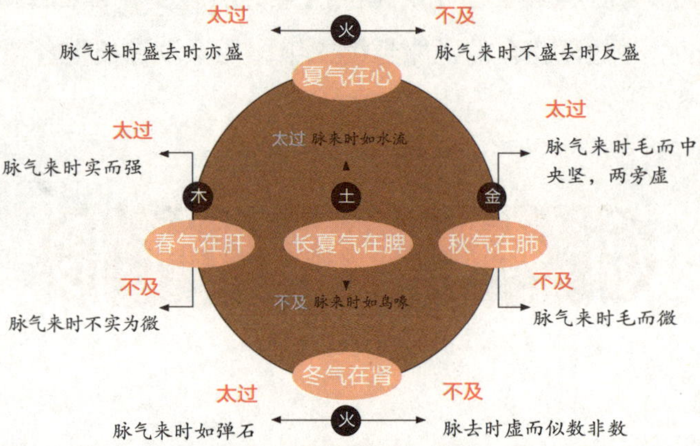

太过
脉气来时盛去时亦盛
火
不及
脉气来时不盛去时反盛
夏气在心
太过
脉气来时实而强
木
春气在肝
不及
脉气来时不实为微
太过 脉来时如水流
土
长夏气在脾
不及 脉来时如鸟喙
太过
脉气来时毛而中央坚，两旁虚
金
秋气在肺
不及
脉气来时毛而微
冬气在肾
太过
脉气来时如弹石
火
不及
脉去时虚而似数非数

四时脉象太过与不及导致的疾病

四时脉象太过与不及都会导致身体发生疾病：太过，疾病会表现在外；不及，疾病会表现在内。

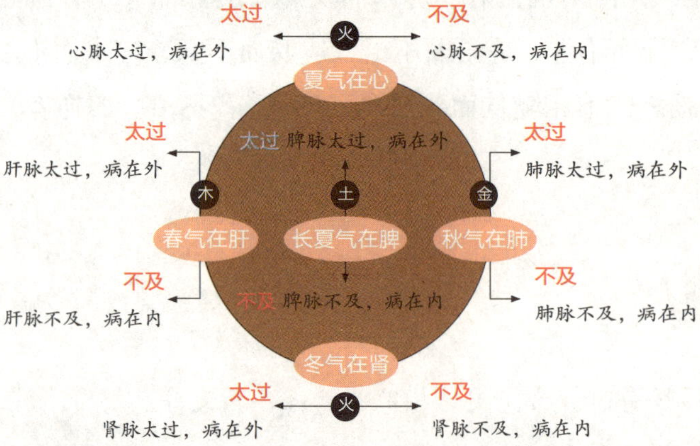

太过
心脉太过，病在外
火
不及
心脉不及，病在内
夏气在心
太过
肝脉太过，病在外
木
春气在肝
不及
肝脉不及，病在内
太过 脾脉太过，病在外
土
长夏气在脾
不及 脾脉不及，病在内
太过
肺脉太过，病在外
金
秋气在肺
不及
肺脉不及，病在内
冬气在肾
太过
肾脉太过，病在外
火
不及
肾脉不及，病在内

【译文】

疾病有败损怪异，指的是什么呢？是指患者患了应恶寒的病证却反而发热，患了应发热的病症却反而恶寒，患了应呕吐的病证却不呕吐，患了应泻泄的病证却不泻泄，患了应有汗的病证却不出汗，患了应多言语的病证却不言语，患了应嗜睡的病证却不思睡，患了应引饮的病证却不饮水，这些都属于灾变怪异的情况，宜仔细斟酌。

这些异常现象的发生，是由于五脏之气不能与时序顺从而造成的。四逆的疾病是很难治疗的，四逆是指运气中的主气、客气、主运、客运都不相合。

水法有六论第十五

卷上

【提要】

本篇论述了以水济阴之法，具体可用补益、收涩、水济等，适用于六腑阳盛之病。

【原文】

病起于六腑者，阳之系也。阳之发[①]也，或上或下，或内或外，或畜在中。行之极[②]也，有能歌笑者，有能悲泣者，有能奔走者，有能呻吟者，有自委曲[③]者，有自高贤者，有寤而不寐者，有寐而不寤者，有能食而不便利[④]者，有不能食而便自利者，有能言而声清者，有不能言而声昧者。状各不同，皆生六腑也。

喜其通者，因以通之；喜其塞者，因以塞之；喜其水者，以水济之；喜其冰者，以冰助之。病者之乐，慎勿违背，亦不可强抑之也。如此从顺，则十生其十，百生其百，疾无不愈矣！

【注释】

①阳之发：指因阳邪发病。

②行之极：发展至极，此指阳邪所致实证发展到了严重程度。

③委曲：卑下。

④不便利：二便不利。

【译文】

病证发于六腑的，是阳邪所致。阳邪发作之时，或在上，或在下，或在内，或在外，或积聚在中部。阳病发展到极点了，有能高歌狂笑的，有善悲伤哭泣的，有喜狂奔疾走的，有爱呻吟不止的，有自感卑微低贱的，有自觉高尚贤能的，有多醒而不眠的，有多眠而不醒的，有能进食但二便不通利的，有不能进食但二便通利的，有能言语而又声音清晰的，有不能言语而又声音模糊不清的，症状各不相同，都产生于六腑。

治疗的方法，患者喜好通利的，就用通利的药物治疗它；患者喜好收涩的，就用收涩的药物治疗它；患者喜好饮水的，就用滋水的药物治疗它；患者喜好寒凉的，就用寒凉的药物救助它。患者的喜好，注意不要违背，也不要勉强阻止他。这样顺从患者的喜好去治疗，就可治十人好十人，治百人好百人，就没有不能痊愈的疾病了。

火法有五论第十六

【提要】

本篇论述了火法，具体可用发汗、温熨、热敷、火灸、汤浴、熏洗等，适用于起自五脏的阴盛之病。

【原文】

病起于五脏者，皆阴之属也。其发也，或偏枯，或痿躄[①]，或外寒而内热，或外热而内寒，或心腹膨胀，或手足拳挛，或口眼不正，或皮肤不仁，或行步艰难，或身体强硬，或吐泻不息，或疼痛不宁，或暴无语，或久无音，绵绵默默，状若死人。如斯之候，备[②]出于阴。阴之盛也，阳必不足；阳之盛也，阴必不盈。故前论云：阳不足，则助之以火精；阴不足，则济之以水母者是也。故喜其汗者，汗之；喜其温者，温之；喜其热者，热之；喜其火者，火之；喜其汤者，汤之。温热汤火，亦在其宜，慎勿强之，如是则万全其万。

水火之法，真阴阳也，治救之道，当详明矣！

【注释】

①躄（bì）：指瘸而难行。

②备：尽。

【译文】

病证发于五脏的，都是阴邪所致。阴邪发作之时，或出现半身偏枯，或出现肢体痿弱，或外寒而内热，或外热而内寒，或胸腹膨闷胀满，或手足拘急挛缩，或口眼歪斜，或皮肤麻木，或步行艰难，或身体僵硬，或吐泻不止，或疼痛不安，或突然不能言语，或长期不能发音，气息微微而默默无言，好像是已死的人。这些证候，都是出自阴邪。如果阴邪太盛，阳气必不足；阳邪太盛，阴气必不充盈。故前文中说：阳不足用属阳的药物治疗，就像用火精去救助它；阴不足用属阴的药物治疗，就像用水母去济助它。所以，患者喜好发汗的，以汗法治之；喜好温熨的，以温熨法治之；喜好热敷的，以热敷法治之；喜好火灸的，以火灸法治之；喜好汤浴的，以汤浴法治之。温熨、热敷、火灸、汤浴，也在于患者乐意接受，注意不要勉强进行。如果是这样，就万无一失了。

水火之法，是济阴助阳的真正大法。治病救人之道，应从中详尽了解。

艾灸疗法

艾灸是用艾绒做成大小不同的艾炷，或用纸卷成艾条，在穴位上火疼痛处烧灼熏蒸的一种治疗方法，一般适用于慢性和虚汗的病症，下面是几种常用的灸法：

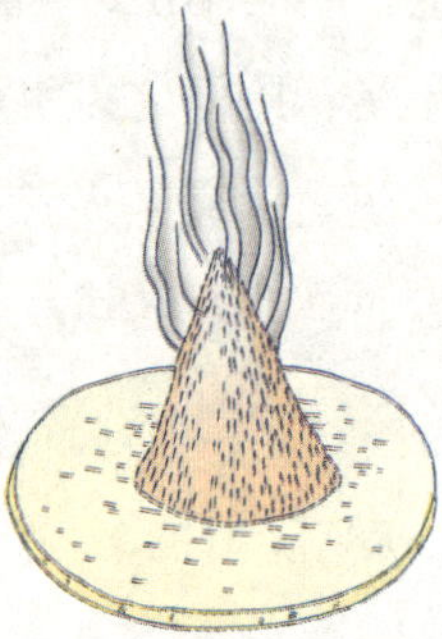

隔姜灸

用大片生姜，上放艾炷烧灼，一般可灸3～5壮。除隔姜灸外，还有隔蒜片灸、隔盐灸、隔附子片灸等。

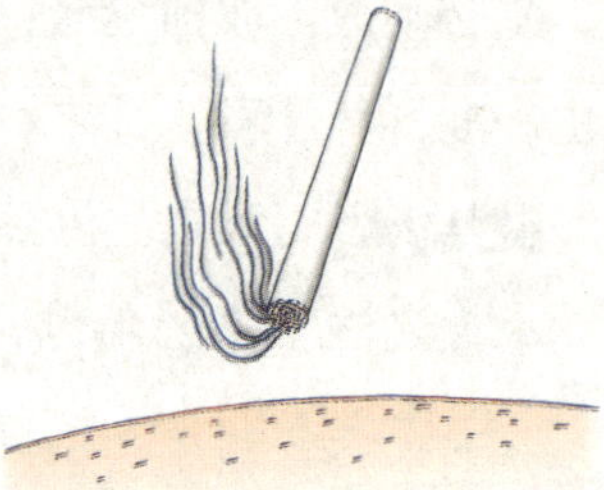

艾条灸

用艾绒卷成直径1.5～2厘米的艾条，一端点燃后熏灸患处，但不碰到皮肤。一般可灸10～15分钟。

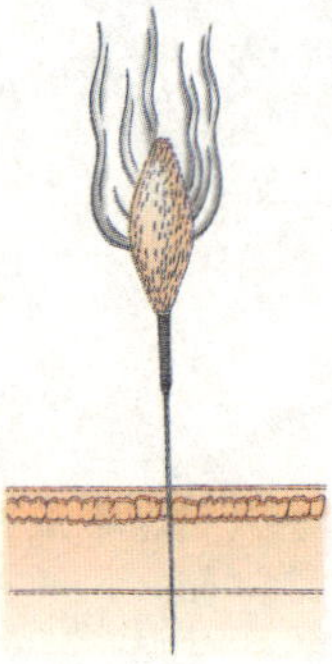

温针灸

在针刺之后，用针尾裹上艾绒点燃加温，可烧1～5次。

风中有五生死论第十七

【提要】

本篇论述了风中五脏而产生的五种风病的证候、脉象、病因及预后生死吉凶，为本书总论病因之首。

【原文】

风中有五者，谓肝、心、脾、肺、肾也。五脏之中，其言生死，状各不同。

心风之状（一作候），汗自出而好偃[①]，仰卧不可转侧，言语狂妄，若唇正赤者，生，宜于心俞[②]灸之。若唇面或青或黄，或白或黑，其色不定，眼瞤[③]动不休者，心绝也，不可救，过五六日即死耳。

肝风之状，青色围目连额上，但坐不得倨偻[④]者，可治；若喘而目直视，唇面俱青者，死，肝风宜于肝俞[⑤]灸之。

脾风之状，一身通黄，腹大而满不嗜食，四肢不收持，若手足未青而面黄者，可治，不然即死，脾风宜于脾俞[⑥]灸之。

肾风之状，但踞坐[⑦]而腰脚重痛也。视其胁下未生黄黯者，可治，不然即死矣，肾风宜灸肾俞[⑧]穴也。

肺风之状，胸中气满，冒昧汗出，鼻不闻香臭，喘而不得卧者，可治；若失血及妄语者，不可治，七八日死，肺风宜于肺俞[⑨]灸之。

凡诊其脉滑而散[⑩]者，风也。缓而大，浮而紧（一作虚），软而弱，皆属风也。

中风[⑪]之病，鼻下赤黑，相兼吐沫，而身直者，七日死也。

又，中风之病，口噤筋急，脉迟者，生；脉急而数者，死。

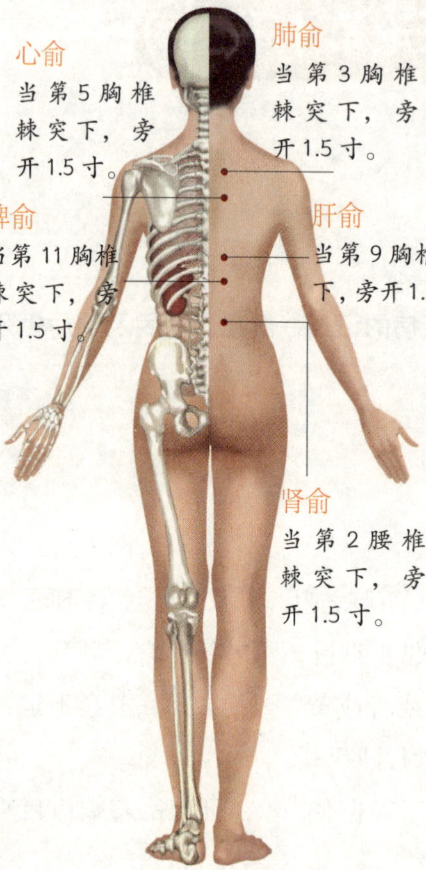
心俞
当第5胸椎棘突下，旁开1.5寸。
肺俞
当第3胸椎棘突下，旁开1.5寸。
脾俞
当第11胸椎棘突下，旁开1.5寸。
肝俞
当第9胸椎棘突下，旁开1.5寸。
肾俞
当第2腰椎棘突下，旁开1.5寸。

又，心脾俱中风，则舌强⑫不能言也；肝肾俱中风，则手足不遂也。

风之厥，皆由于四时不从之气，故为病焉，有瘾类者，有偏枯者，有失音者，有历节者，有颠厥者，有疼痛者，有聋瞽⑬者，有疮癞者，有胀满者，有喘乏者，有赤白者，有青黑者，有瘙痒者，有狂妄者，皆起于风也。

其脉浮虚者，自虚而得之；实大者，自实而得之；弦紧者，汗出而得之；喘乏者，饮酒而得之；癫厥者，自劳而得之；手足不中者，言语謇涩者，房中⑭而得之；瘾类者，自痹（一作卑）湿而得之；历节疼痛者，因醉犯房而得之；聋瞽疮癞者，自五味饮食冒犯禁忌而得之。千端万状，莫离于五脏六腑而生矣。所使之候配以此耳！

【注释】

①偃（yǎn）：僵卧。

②心俞：穴名，属足太阳膀胱经，出自《灵枢·背腧》。位于背部，当第5胸椎棘突下，后正中线旁开1.5寸。主治心痛、惊悸、失眠、健忘、癫痫、咳嗽、咯血、盗汗、遗精。向脊柱斜刺，禁深刺。

③瞤：跳动。

④倨偻（jù lǚ）：指屈背曲腿的形状。

⑤肝俞：穴名，属足太阳膀胱经，出自《灵枢·背腧》。位于背部，当第9胸椎棘突下，后正中线旁开1.5寸。主治胁痛、黄疸、目赤、目视不明、目眩、夜盲、迎风流泪、癫狂痫、脊背痛。向脊柱斜刺，禁深刺。

⑥脾俞：穴名，属足太阳膀胱经，出自《灵枢·背腧》。位于背部，当第11胸椎棘突下，后正中线旁开1.5寸。主治脘腹痛、噎膈、泻泄、膨胀及消化不良等，向脊椎斜刺，禁深刺。

⑦踞坐：蹲坐。

⑧肾俞：穴名，属足太阳膀胱经，出自《灵枢·背腧》。位于腰部，当第2腰椎棘突下，后正中线旁开1.5寸。主治遗尿、遗精、阳痿、月经不调、白带、水肿、耳鸣、耳聋、腰痛，向脊椎斜刺，禁深刺。

⑨肺俞：穴名，属足太阳膀胱经，出自《灵枢·背腧》。位于背部，当第3胸椎棘突下，后正中线旁开1.5寸。主治咳嗽、气喘、咯血、骨蒸潮热、盗汗、瘙痒、瘾疹，向脊椎斜刺，禁深刺。

⑩散：散脉。脉象名，出自《脉经》。指以脉来浮散不聚，轻取似有，重按则无为特征的脉象，多主元气耗散将绝的重证。

⑪中风：病名，亦称卒中，出自《灵枢·邪气脏腑病形》。指猝然昏仆，不省人事，或突然口眼㖞斜，半身不遂，语音不利、偏身麻木的病证，也可指外感风邪的病证，是太阳表证的一个类型。

⑫舌强：证名。指舌体强硬，运动不灵活的症状。又名"舌本强"。

⑬瞽（gǔ）：眼睛失明。

⑭房中：男女房室之事。

【译文】

风邪致病有五种，是指肝风、心风、脾风、肺风、肾风。五种风病的证候、脉象、病因及预后生死吉凶，各不相同。

心风的症状：常汗自出，好仰卧不能转侧，言语狂妄失常。如果口唇色红润可医治，可灸心俞穴；如果嘴唇颜面时青、时黄、时白、时黑，其色不定，两眼跳动不休，是心气竭绝了，不可救治，过五六天会死亡。

肝风的症状：两眼眼眶及额上，都呈现青色，如果身体能正坐而不能屈背弯腿的可以医治；如果气喘而双眼直视，嘴唇颜面都发青的会死亡，肝风宜灸肝俞穴。

脾风的症状：全身发黄，腹部胀大满闷，不思饮食，四肢松弛无力。如果手足未发青而面色发黄的可以医治，不然即刻就要死亡，脾风宜灸脾俞穴。

肾风的症状：只能蹲坐，这是因为腰腿沉重疼痛。察看他的胁下，没有出现黄色斑点的可以医治，不然即刻就要死亡，肾风宜灸肾俞穴。

肺风的症状：胸中胀气壅满，头晕目暗出汗，鼻闻不出香臭。如果只是喘促而不能安卧的可以医治；如果咯血不止，狂言妄语的不可医治，七八日内会死亡，肺风宜灸肺俞穴。

大凡诊察患者的脉象，滑脉兼见散脉的，即属于风病；缓脉兼见大脉，浮脉兼见紧脉，软脉兼见弱脉的也多属于风病。

中风的患者，如果鼻下方色红中夹黑，口吐涎沫，身体僵直的，七日会死亡。此外，中风的患者，口唇牙关紧闭，筋脉拘急，脉迟的可医治；脉急而数的会死亡。

另外，如果心脾两脏都发生中风，就会舌僵硬，不能言语；如果肝肾两脏都发生中风，就会手足麻木，不能活动。

风邪的逆乱，都是由于四时不正之气。所以中于风邪，有发斑疹的，有患偏枯的，有失音的，有关节疼痛的，有癫痫厥逆的，有身体疼痛的，有耳聋目盲的，有患疮疡恶疾的，有胸腹胀满的，有喘促乏力的，有面色赤白的，有面色青黑的，有皮肤瘙痒的，有狂躁乱语的，这都起自风邪。

上述病症中脉象浮虚的，是因正气虚弱而致；脉象实大的，是因邪气实而致；脉象弦紧的，是汗出感受风邪而致；喘促乏力的，是过量饮酒后感受风邪而致；突然癫痫厥逆的，是由劳累而致；手足麻木不遂和言语謇涩的，是房事后感受风邪而致；患斑疹的，是由感受湿邪而致；患关节疼痛的，是酒醉强行房事而致；耳聋目盲和患疥疮恶疾的，是由进用酸、苦、甘、辛、咸各种膏粱厚味的饮食时，冒犯了种种禁忌而致。这千万种症状，没有任何一种是离开了五脏六腑而产生的。所列举的各种证候，均与五脏六腑相应。

积聚癥瘕杂虫论第十八

【提要】

本篇论述了积、聚、癥、瘕、杂虫病的病因、病机及分类。

【原文】

积聚①、癥瘕②、杂虫者，皆五脏六腑真气失而邪气并，遂乃生焉。

久之不除也，或积或聚，或癥或瘕，或变为虫，其状各异。有能害人者，有不能害人者，有为病缓者，有为病速者，有疼者，有痒者，有生头足者，有如抔块③者，势类不同。盖因内外相感，真邪相犯，气血熏抟，交合而成也。

五脏积病

邪气侵入人体后滞留不去，或邪气与气血相互凝结，时间长了，就会形成积块，也就是积病。人体五脏都可以发生积病。

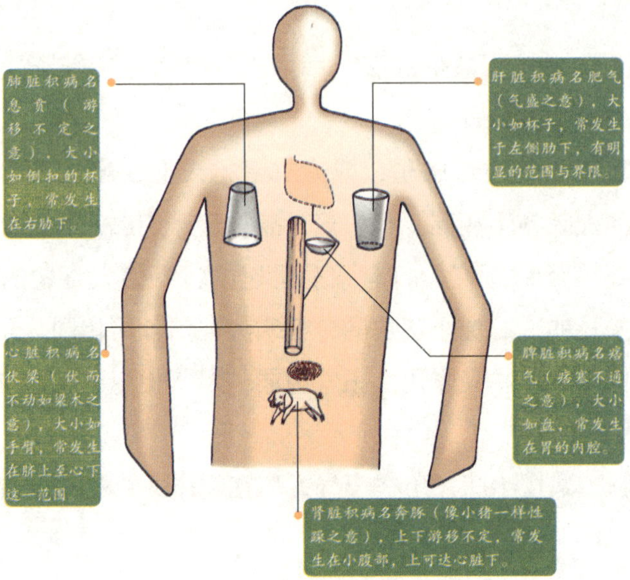

积者，系于脏也；聚者，系于腑也；癥者，系于气也；瘕者，系于血也；虫者，乃血气食物相感而化也。故积有五，聚有六，癥有十二，瘕有八，虫有九，其名各不同也。

积有心肝脾肺肾也，聚有大肠小肠胆胃膀胱三焦之六名也，癥有劳气冷热虚实风湿食药思忧之十二名也，瘕有青黄燥血脂狐蛇鳖之八名也，虫有伏蛇白肉肺胃赤弱蛲之九名也。

为病之说，出于诸论；治疗之法，皆具于后。

【注释】

①积聚：病名，出自《灵枢·五变》。证见腹内结块，或胀或痛。

②癥瘕：病名，出自《金匮要略·疟病》。泛指腹腔内包块。坚硬不移动，痛有定处为"癥"；聚散无常，痛无定处为"瘕"。多因脏腑失调、气血阻滞、瘀血内结引起，气聚为"瘕"，血瘀为"癥"。

③抔（póu）块：此指小包块。

【译文】

积、聚、癥、瘕、杂虫等病，都由于五脏六腑真气衰弱，邪气乘虚而入，于是就产生这些疾病。

邪气久留不去，或形成积，或形成聚，或形成癥，或形成瘕，或变为虫，所造成的症状各不相同。积、聚、癥、瘕、杂虫，有能伤害人的，有不能伤害人的，有致病缓慢的，有致病迅速的，有使人疼痛的，有使人瘙痒的，有生长头足的，有像小包块的，其病势类别各不相同。总之，这些疾病的发生是因内外之邪相互作用，正气虚弱，邪气相犯，气血与邪气抟结，交并会合而成。

积在于脏，聚在于腑，癥在于气，瘕在于血，虫是血气食物相互感应变化而生成。

所以，积有五种，聚有六种，癥有十二种，瘕有八种，虫有九种，它们的名称各不相同。积有五种，为心积、肝积、脾积、肺积、肾积；聚有六种，为大肠聚、小肠聚、胆聚、胃聚、膀胱聚、三焦聚；癥有十二种，分别为劳癥、气癥、冷癥、热癥、虚癥、实癥、风癥、湿癥、食癥、药癥、思癥、忧癥；瘕有八种，为青瘕、黄瘕、燥瘕、血瘕、脂瘕、狐瘕、蛇瘕、鳖瘕；虫有九种，为伏虫、蛔虫、白虫、肉虫、肺虫、胃虫、赤虫、弱虫、蛲虫。

形成上述疾病的病因，见于各篇所论；治疗的方法，都详见于以后各论。

气血的逆乱与疾病的形成

虚实的发生是由于邪气与气血相并，导致阴阳失调，气血离开它们所应在的位置，逆行于经络。

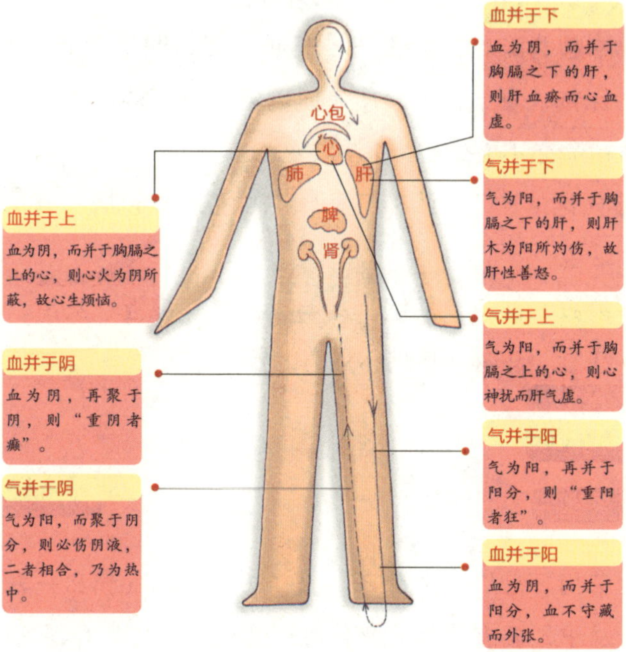

心包
心
肺
肝
脾
肾
血并于下
血为阴，而并于胸膈之下的肝，则肝血瘀而心血虚。
气并于下
气为阳，而并于胸膈之下的肝，则肝木为阳所灼伤，故肝性善怒。
血并于上
血为阴，而并于胸膈之上的心，则心火为阴所蔽，故心生烦恼。
气并于上
气为阳，而并于胸膈之上的心，则心神扰而肝气虚。
血并于阴
血为阴，再聚于阴，则“重阴者癫”。
气并于阳
气为阳，再并于阳分，则“重阳者狂”。
气并于阴
气为阳，而聚于阴分，则必伤阴液，二者相合，乃为热中。
血并于阳
血为阴，而并于阳分，血不守藏而外张。

劳伤论第十九

【提要】

本篇论述了劳伤的成因、脉象及预防大法。

【原文】

劳者，劳于神气也；伤者，伤于形容也。

饥饱无度则伤脾，思虑过度则伤心，色欲过度则伤肾，起居过常则伤肝，喜怒悲愁过度则伤肺。

又，风寒暑湿则伤于外，饥饱劳役则败于内；昼感之则病荣，夜感之则病卫。荣卫①经行，内外交运，而各从其昼夜也。

劳于一，一起为二，二传于三，三通于四，四干于五，五复犯一。②一至于五，邪乃深藏，真气自失，使人肌肉消，神气弱，饮食减，行步艰难，及其如此，虽司命亦不能生也。

故《调神气论》③曰：调神气，慎④酒色，节起居，省⑤思虑，薄滋味者，长生之大端也。

诊其脉，甚数、甚急、甚细、甚弱、甚微、甚涩、甚滑、甚短、甚长、甚浮、甚沉、甚紧、甚弦、甚洪、甚实，皆生于劳伤。

【注释】

①荣卫：荣同“营”，即营血。卫，卫气。两气同出一源，皆水谷精气所化生。营行脉中，具有营养周身作用；卫行脉外，具有捍卫躯体的功能。

②劳于一……五复犯一：一脏受病，不瘉，则按五行相克规律依次传变。

③《调神气论》：古医经名。

④慎：戒、谨慎。

⑤省：减少。

【译文】

劳是指精神与真气方面过于疲劳；伤是指形体与外貌方面的伤损。

人的饮食饥饱没有常度则损伤脾，思虑过度则损伤心，房事色欲过度则损伤肾，起居过度则损伤肝，喜怒悲愁过度则损伤肺。

正气是否充足决定人的健康

自然界的风、寒、暑、湿、燥、热等是客观存在的，但是有的人容易生病，有的人却很健康，这是由人的正气是否充足决定的。

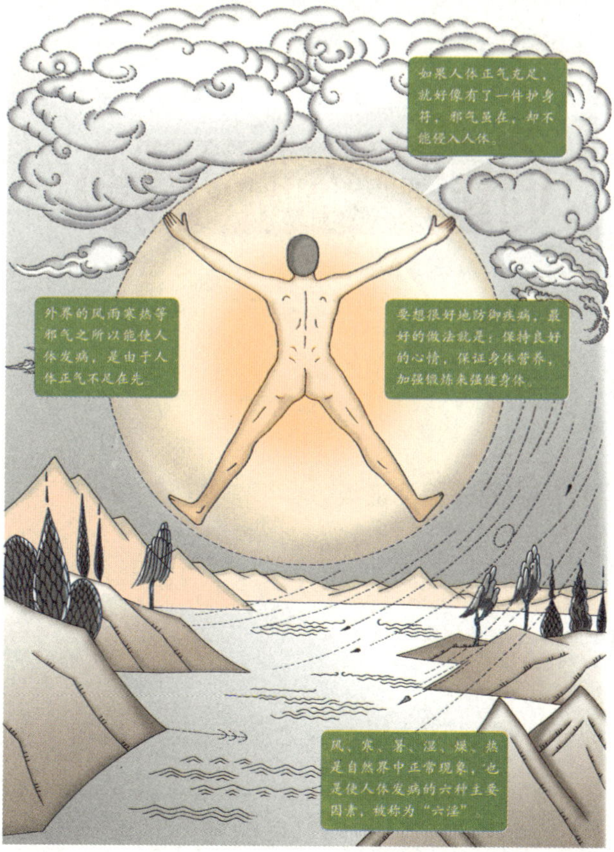

另外，风寒暑湿可从外部侵害人体，饥饱劳作可从内损伤人体。白天受到这些邪气损害就使营血受病，夜晚受到这些邪气损害就使卫气受病。营卫循行经脉内外，交相运作，营卫病随其昼夜运行的规律而发生。

任何一脏腑因劳而受到损害，第一个必定影响第二个，第二个就传到第三个，第三个就通于第四个，第四个就牵涉第五个，第五个再侵害第一个。从第一个脏腑传到第五个脏腑，邪气于是深深藏蓄，人体的正气就会逐渐衰弱，使人肌肉消瘦，神气疲弱，饮食减少，行步艰难。等到了上述这样的地步，即使是主管生命的神也不能起死回生了。

所以，古医经《调神气论》中说：调适神气，慎戒酒色，适时起居，减少思虑，饮食清淡，是延年益寿的根本大法。

诊察患者的脉象，凡见过数、过急、过细、过弱、过微、过涩、过滑、过短、过长、过浮、过沉、过紧、过弦、过洪、过实，全是由于劳伤所引起的。

传尸论第二十

【提要】

本篇论述了传染病的成因及证候。

【原文】

传尸[1]者，非一门相染而成也。人之血气衰弱，脏腑虚羸，中于鬼气，因感其邪，遂成其疾也。其候或咳嗽不已，或胸膈妨闷，或肢体疼痛，或肌肤消瘦，或饮食不入，或吐利不定，或吐脓血，或嗜水浆，或好歌咏，或爱悲愁，或癫风（一作狂）发歇，或便溺艰难。或因酒食而遇，或因风雨而来，或问病吊丧而得，或朝走暮游而逢，或因气聚，或因血行，或露卧于田野，或偶会于园林，钟②此病死之气，染而为疾，故曰传尸也。治疗之方，备于篇末。

【注释】

①传尸：病名，又名劳瘵、尸疰、鬼疰、肺痨等，即肺结核。证见咳嗽、吐痰、咯血、盗汗、潮热、颧红、消瘦等，起病缓慢，具有传染性。

②钟：撞，无意中遇到。

【译文】

传尸病，不只是在一家一户之中相互感染而形成的，而是众多人害同样的病。多由人的血气虚弱，脏腑亏虚，又感受了鬼邪毒气，于是就形成那种疾病了。

传尸的证候：或者咳嗽不止，或者胸膈阻闷，或者肢体疼痛，或者肌肤消瘦，或者饮食难以咽下，或者呕吐泄泻不停，或者咳吐脓血，或者喜饮水浆，或者喜好高歌叹咏，或者喜爱悲愁忧思，或者癫风间歇发作，或者大小便排泄困难。

这种病，有的因饮酒进食遭遇，有的因感冒风雨所致，有的问病吊丧时而得，有的朝暮漫游时相逢，有的因病邪之气会聚，有的因患者污血传移，有的因露宿在田野，有的因偶遇在园林，恰逢这种病的尸气，相染而成疾，所以叫作传尸。治疗的方药，见于下卷。

论五脏六腑虚实寒热生死逆顺之法第二十一

【提要】

本篇为五脏六腑虚实寒热生死逆顺的总论。

【原文】

夫人有五脏六腑，虚实、寒热、生死、逆顺，皆见于形证脉气，若非诊察，无由识也。虚则补之，实则泻之，寒则温之，热则凉之，不虚不实，以经调之，此乃良医之大法也。其于脉证，具如篇末。

【译文】

人有五脏六腑，病分属虚、属实、属寒、属热、生证、死证、逆证、顺证，它们都可以从形志、证候、脉象、气色上表现出来。如果不仔细诊察，就没有判断的根据。属虚的病证要用补法，属实的病证要用泻法，属寒的病证要用温法，属热的病证要用凉法，不虚不实的病证就按脏腑所属的经脉调节它，这就是高明医生的治病大法。具体各脏腑的那些脉证，见于后文。

虚证和实证的形成

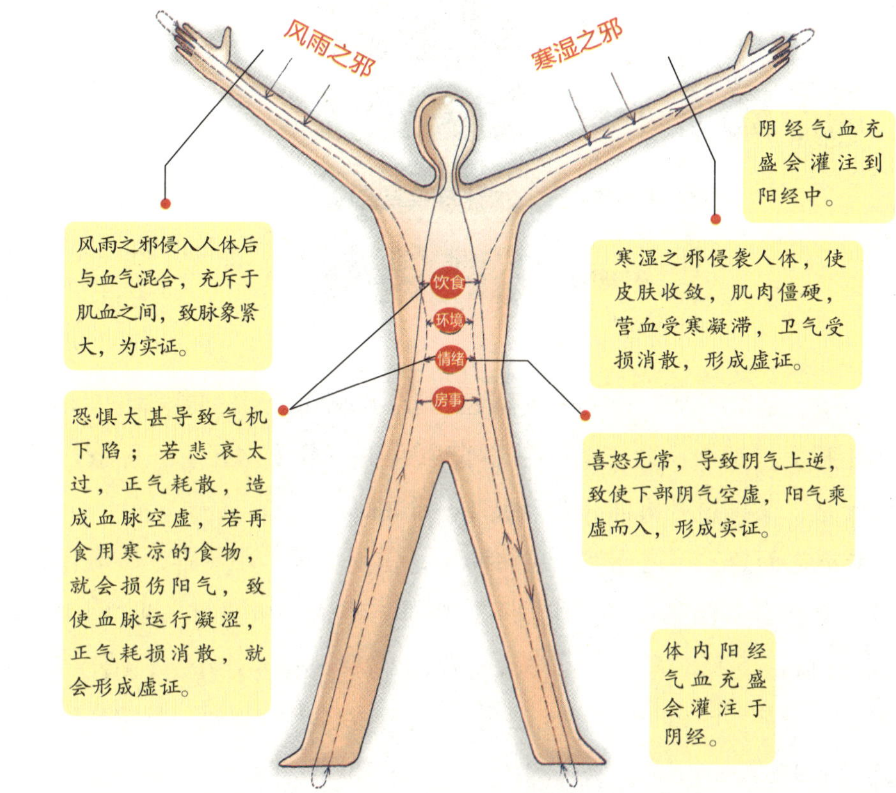

论肝脏虚实寒热生死逆顺脉证之法第二十二

【提要】

本篇论述了肝病的虚实、寒热、生死、逆顺的脉象及证候。

【原文】

肝者，与胆为表里，足厥阴少阳是其经也，王①于春。春乃万物之始

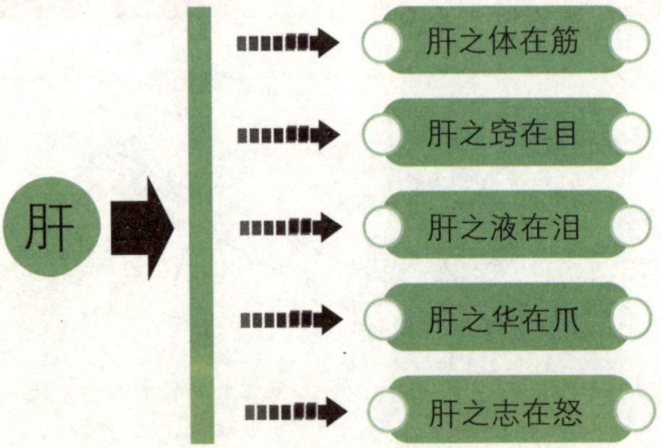

生，其气嫩而软，虚而宽，故其脉弦软，不可发汗；弱则不可下。弦长曰平，反此曰病。

脉虚而弦，是谓太过，病在外。太过，则令人善忘，忽忽眩冒。实而微，是谓不及，病在内。不及，则令人胸痛，引两胁胀满。

大凡肝实，则引两胁下痛，引小腹令人（一本无此五字）喜怒；虚则如人将捕之，其气逆则头痛耳聋颊赤（一作肿）。

其脉沉之而急，浮之亦然，主胁肋（一作支）满，小便难，头痛目眩；其脉急，甚恶言；微急，气在胸胁下；缓甚，呕逆；微缓，水痹[2]；大急，内痈[3]，吐血；微大，筋痹[4]；小甚，多饮；微大（一本作小），消瘅[5]（一本作痹）；滑甚，㿗疝[6]；微滑，遗溺；涩甚，流饮[7]；微涩，疭挛变也（一本无此二字）。

又，肝之积气在胁，久不发为咳逆，或为痎疟[8]也。虚则梦花草茸茸，实则梦山林茂盛。肝之病旦喜（一作慧），晚甚，夜静。肝病则头痛胁痛（一本无此二字），目眩肢满，囊缩，小便不通（一作利），十日死。

又，身热恶寒，四肢不举，其脉当弦长而急，反短而涩，乃金克木也，十死不治。

又，肝中寒，则两臂痛不能举，舌本燥，多太息[9]，胸中痛，不能转侧，其脉左关上迟而涩者是也；肝中热，则喘满而多怒，目疼，腹胀满，不嗜食，所作不定，睡中惊悸，眼赤视不明，其脉左关阴实者是也；肝虚冷，则胁下坚痛，目盲臂痛，发寒热如疟状，不欲食。妇人则月水不来而气急，其脉左关上沉而弱者是也。

【注释】

①王：通旺。

②水瘕：古病名，泛指水邪停滞导致小便不通的病。

③内痈：古病名，泛指体内有脓肿的病，如肝痈、肺痈、肠痈等。

④筋痹：病名，出自《素问·痹论》。指以筋的症状为主的痹证。临床表现为筋脉拘急，关节疼痛而难以伸张。

⑤消瘅：病名，出自《素问·评热病论》。消，消耗；瘅，内热；消瘅，即消渴病。

⑥癞疝：病名，出自《素问·脉解》。指寒湿引起的阴囊肿大、坚硬、重坠、胀痛，亦指妇女少腹肿的病证。

⑦流饮：痰饮流注无定，若流于肠道则肠道辘辘有声等的饮证。又见于《诸病源候论》，亦称"痰饮"。证见脘腹胀满，胃内停饮不消，按之有振水之声，呕吐清水及黏液，口渴不欲饮，水入即吐，小便不利，心悸气短等。

⑧痎疟：疟疾的通称，亦指经年不愈的老疟，出自《素问·疟论》。

⑨太息：证名。出自《灵枢·胀论》篇。又名叹息，叹气，指情志抑郁、胸闷不畅时发出的长吁或短叹声的症状。

【译文】

肝脏与胆腑是表里关系，所属的经脉是足厥阴肝经。肝气旺盛在春季。春季是万物开始生长的时节，故肝气嫩弱而柔软，轻虚而舒缓，肝脉像琴弦那样又柔弱又轻缓。如果诊得肝脉软就不能用汗法，诊得肝脉弱就不能用下法。弦长的脉是肝的正常脉象，与此相反的就是病脉。

肝的脉象虚而又弦，这是肝气太过，主病在表。肝气太过就使人健忘，眩晕，头脑不清的症状。肝的脉象实而又微，这是肝气不及，主病在里。肝气不及就使人胸痛，牵引两胁胀满的证候。

大凡肝气实就引起两胁下作痛，并牵引小腹疼痛，让人易发怒；肝气虚就让人将时感恐慌，好像有人将要捉拿他一样；肝气上逆，就会头痛、耳

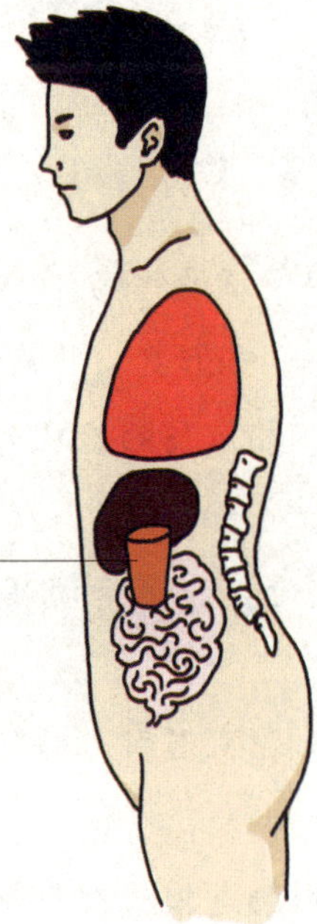

肝脏之积名肥气。硬块如杯，常发生于左侧肋下。

肝脏之积

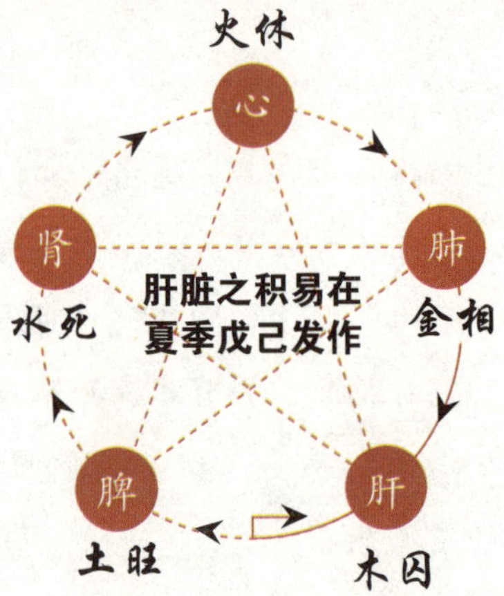

季夏脾旺肺相，肝受肺传来之病邪却无法下传于旺脾，故季夏土日易患肝积。

肝病寒热辨证

- 寒邪所伤
  - 两臂痛不能举
  - 舌本燥
  - 多太息
  - 胸中痛
  - 其脉左关上迟而涩
- 热邪所伤
  - 喘满而多怒
  - 腹胀满
  - 不嗜食
  - 睡中惊悸
  - 脉左关阴实

聋、面颊发赤。

如果患者脉象沉而又急，或兼见浮脉也一样，这些脉象主胁肋支满，小便不畅，头痛目眩。如果患者脉象特别急的，就不愿意说话；脉象稍微急的，是气积在胸胁下；脉象特别缓的，见呕吐呃逆；脉象稍微缓的，是患水痹；脉象大而且急的，是患内痈、吐血；脉象稍微大的，是患筋痹；脉象很小的，大量饮水；脉象稍微小的，是患消瘅；脉象特别滑的，是患㿗疝；脉象稍微滑的，就见遗尿；脉象特别涩的，是患流饮；脉象稍微涩的，就见筋脉抽搐转筋。

另外，肝的积气在胁下，结积已久没有消除，就发为咳逆，或发为疟疾。肝气虚者梦中多见花草丛丛，肝气实者梦中多见山林茂盛。患肝病，常早晨轻，晚上加重，夜间安静。患肝病则常见头痛，胁痛，目眩，肢体肿胀，阴囊紧缩，小便不通，十日内会死亡。

另外，身热恶寒，四肢沉重，它的脉象应当弦长而急，反见脉象短而涩，就是金克木之象，必死而不能治。

另外，肝伤于寒邪，就会两臂疼痛不能上举，舌根干燥，常常叹息，胸中作痛，不能转侧，其脉象左关前迟而又涩。肝伤于热邪，就见喘促胸满，而且常常发怒，双目疼痛，腹部胀满，不进饮食，坐卧不安，睡眠中惊恐心悸，双眼发赤，视物不清，其脉象左关后是实脉。肝气虚冷，就见胁下坚硬疼痛，双目失明，两臂疼痛，像患了疟疾似的恶寒发热，不思饮食。妇女则见月经不来，腹痛气促，其脉象左关前沉而又弱。

论胆虚实寒热生死逆顺脉证之法第二十三

【提要】

本篇论述了胆病的虚实、寒热、生死、逆顺的脉象及证候。

【原文】

胆者，中正[1]之腑也，号曰将军，决断出焉，言能喜怒刚柔也，与肝为表里，足少阳是其经也。

虚则伤寒，寒则恐畏，头眩不能独卧；实则伤热，热则惊悸，精神不守，卧起不宁。

又，玄水[2]发则其根在于胆，先从头面起，肿至足也。

又，肝咳久不已，则传邪入于胆，呕清苦汁也。

又，胆病则喜太息，口苦，呕清汁（一作宿汁），心中澹澹[3]，恐如人将捕之，咽中介介然[4]，数唾。

又，胆胀则舌（一作胁）下痛，口苦，太息也。邪气客于胆，则梦斗讼，其脉诊，在左手关上浮而得之者，是其部也。胆实热，则精神不守。

又，胆热则多睡，胆冷则无眠。

又，左关上脉阳微者，胆虚也；阳数者，胆实也；阳虚者，胆绝也。

【注释】

①中正：比喻胆的主决断作用，且不偏不倚，公正、果敢。

②玄水：指病发于胆的水肿，参阅本书“论水肿脉证生死候第四十三”。

③澹澹（dàndàn）：不安貌。

④介介然：气梗貌。

【译文】

胆是中正之腑，号称将军，主决断，这是说它能使人能喜悦或震怒，能刚强或柔顺的缘故。胆与肝是表里关系，其经脉是足少阳胆经。

胆气虚就易感受寒邪，胆受寒邪就感到恐惧畏缩，头晕目眩，不敢独自安睡等；胆气实就易感受热邪，胆受热邪就感到惊悸，神不守舍，坐卧不安。

另外，水肿发作，先从头面开始，一直肿到足部，这种病叫玄水，它的根源就在于胆。

另外，肝咳日久不愈，邪气从肝传入到胆，胆受邪就咳嗽、呕吐清水或苦汁。

另外，患胆病就喜欢叹息，并口苦而呕吐清水，心中恐惧不安，好像有人要拘捕他，咽中似有气梗，频频吐出唾液。

另外，患胆胀就会舌下痛，口苦，经常叹息。邪气侵害到胆，就常梦见与人争斗。这种脉象诊察在左手关前，轻取就得到浮脉，这是诊胆胀脉的部位。胆有实热，精神就不能保持正常。

另外，胆热则多睡，胆冷则失眠。

此外，诊左关前脉，浮兼微的是胆虚，浮兼数的是胆实，浮兼虚的是胆气绝。

寒邪在脏腑的传变引起的不同咳症

五脏六腑的病变都会引起咳嗽，所以对于貌似表现一致的咳嗽必须认真审察，区别对待，以免贻误病情，造成不必要的麻烦。

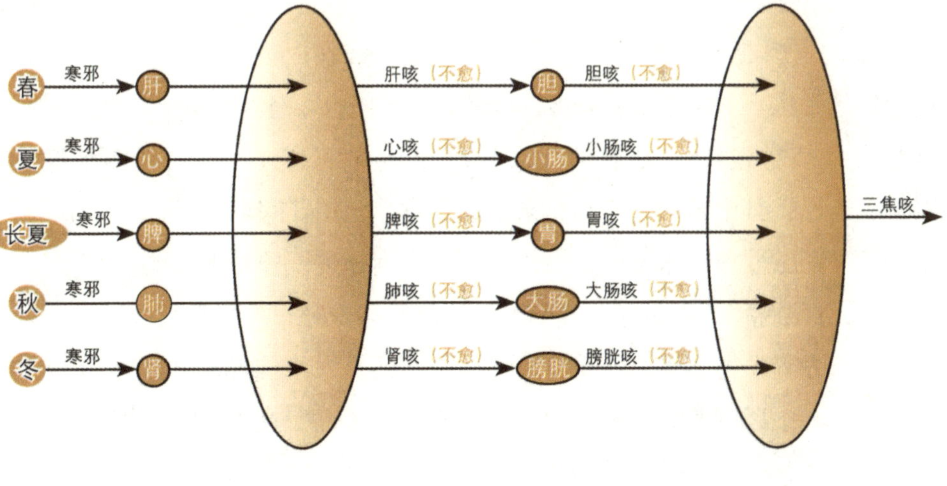

论心脏虚实寒热生死逆顺脉证之法第二十四

【提要】

本篇论述了心病的虚实、寒热、生死、逆顺的脉象及证候。

【原文】

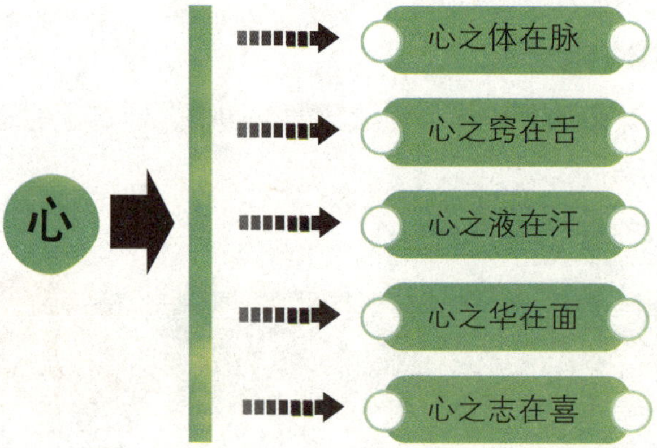

心者，五脏之尊，号帝王之称也，与小肠为表里，神之所舍。又主于血，属于火，王于夏，手少阴是其经也。

凡夏脉钩[①]，来盛去衰，故曰钩。反此者病，来盛去亦盛，此为太过。病在外，来衰去盛，此为不及；病在内太过，则令人身热而骨痛，口疮舌焦。引水不及，则令人烦躁（一作心），上为咳唾，下为气泄[②]。其脉来累累[③]如连珠，如循琅玕[④]，曰平；脉来累累（一本无此四字却作喘喘），连属，其中微曲，曰病；来前曲后倨[⑤]，如操带钩，曰死。

又，思虑过多则怵惕，怵惕伤心，心伤则神失，神失则恐惧。

又，真心痛[⑥]，手足寒，过节五寸，则旦得夕死，夕得旦死。

又，心有水气则痹，气滞身肿不得卧，烦而躁，其阴肿[⑦]也。

又，心中风则翕翕（一作吸），发热不能行立，心中饥而不能食，食则吐呕。

夏心王左手，寸口脉洪浮大而散，曰平；反此则病。若沉而滑者，水来克火，十死不治；弦而长者，木来归子，其病自愈；缓而大者，土来入火，为微邪，相干无所害。

又，心病则胸中痛，四（一作胁）肢满胀，肩背臂膊皆痛；虚则多惊悸，惕惕然无眠，胸腹及腰背引痛，喜（一作善）悲时眩，仆心积气，久不去则苦忧烦，心中痛。实则喜笑不息，梦火发。心气盛则梦喜笑，及恐畏。邪气客于心，则梦山邱烟火。心胀[8]则心烦短气，夜卧不宁，心腹痛，懊侬，肿气来往，上下行痛，有时休作。心腹中热，喜水涎出，是蚘蛟心也。心病则日中慧，夜半甚，平旦静。

又，左手寸口脉大甚，则手内热，赤（一作服）肿太甚，则胸中满而烦，澹澹面赤目黄也。

又，心病则先心痛而咳不止，关膈[9]（一作格）不通，身重不已，三日死。心虚则畏人，瞑目欲眠，精神不倚[10]，魂魄妄乱。心脉沉小而紧浮，主气喘。若心下气坚实不下，喜咽干手热，烦满多忘太息，此得之思忧太过也。

其脉急甚，则发狂笑；微缓，则吐血；大甚，则喉闭（一作痹）；微大，则心痛引背，善泪出；小甚，则哕；微小，则笑，消瘅（一作痹）；滑甚，则为渴；微滑则心疝，引脐腹（一作肠）鸣；涩甚，则喑不能言；微涩，则血溢，手足厥，耳鸣，癫疾。

又，心脉抟坚而长，主舌强不能语（一作言）；软而散，当慑怯不食也。

又，急甚，则心疝[11]，脐下有病形，烦闷少气，大热上煎。

又，心病，狂言汗出如珠，身厥冷，其脉当浮而大，反沉濡而滑；甚色当赤，今反黑者，水克火，十死不治。

又，心之积，沉之而空空然，时上下往来无常处，病胸满悸，腰腹中热，颊（一作面）赤咽干，心烦，掌中热，甚则呕血，夏差[12]（一本作春差）冬甚，宜急疗之，止于旬日也。

又，赤黑色入口，必死也；面黄目赤者，亦（一作不）死；赤如衃血[13]，亦死。

又，忧恚[14]思虑太过，心气内索，其色反和而盛者，不出十日死。

扁鹊曰：心绝则一日死。色见凶多而人虽健敏，名为行尸，一岁之中，祸必至矣。

又，其人语声前宽而后急，后声不接前声，其声浊恶，其口不正，冒昧喜笑，此风入心也。

又，心伤则心坏，为水所乘，身体手足不遂，骨节解[15]，舒缓不自由，下利无休息，此疾急宜治之，不过十日而亡也。

又，笑不待呻而复忧，此水乘火也。阴系于阳，阴起阳伏，伏则生热，热则生狂，冒昧妄乱，言语错误，不可采问（一作闻），心已损矣。

扁鹊曰：其人唇口，赤即可治，青黑即死。

又，心疟则先烦（一作颤）而后渴，翕翕发热也，其脉浮紧而大者是也。

心气实则小便不利，腹满，身热而重，温温欲吐，吐而不出，喘息急不安卧，其脉左寸口与人迎皆实大者是也。

心虚则恐惧多惊，忧思不乐，胸腹中苦痛，言语战栗，恶寒恍惚，面赤目黄，喜衄血，诊其脉左右寸口两虚而微者是也。

【注释】

①钩：钩脉。脉象名，出自《素问·玉机真脏论》。指夏令以洪大稍坚、来盛去衰如钩之状为特征的脉象，又称“夏脉”。

②气泄：指心气下陷的病症，如矢气、阴吹。

③累累（léiléi）：重叠连贯的样子。

④琅玕（láng gān）：像珠玉一样的美石。

⑤前曲后倨（jù）：前后皆曲如钩，形容脉来上下如钩，而不柔和。

⑥真心痛：病名，出自《灵枢·厥病》。证见心痛甚，手足发青至关节处。

⑦阴肿：证名，出自《金匮要略·水气病》。概指以男女阴器肿大为主症的一种疾患。另外，心有水气就使心气闭阻，见气滞身肿，不能安卧，心

中烦躁，阴部肿大。

⑧心胀：病名，出自《灵枢·胀论》。证见心烦、短气、睡卧不安等。

⑨关膈：指以脾肾虚衰，气化不利，浊邪壅塞三焦，而致小便不通与呕吐并见为临床特征的危重病证。分而言之，小便之不通谓之关，呕吐时作谓之格。多见于水肿、癃闭、淋证等病的晚期。

⑩倚：依附。

⑪心疝：古病名，出自《素问·脉要精微论》，疝气之一，证见心下疼痛而痛引脐部。

吃入的食物又被吐出的原因

吃入的食物有时候会被再次吐出，这是膈症。膈症的发生可能在上，也可能在下。发生在上的为上膈症，发生在下的为下膈症。

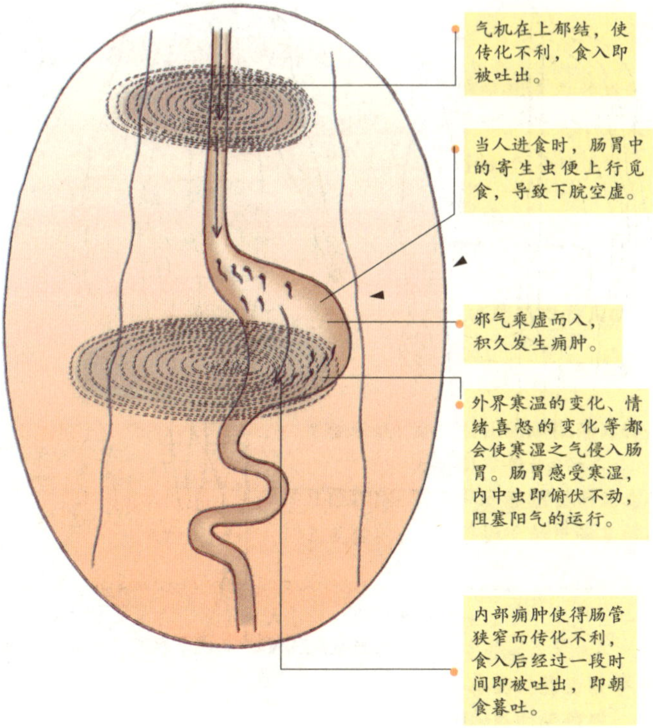

气机在上郁结，使传化不利，食入即被吐出。
当人进食时，肠胃中的寄生虫便上行觅食，导致下脘空虚。
邪气乘虚而入，积久发生痈肿。
外界寒温的变化、情绪喜怒的变化等都会使寒湿之气侵入肠胃。肠胃感受寒湿，内中虫即俯伏不动，阻塞阳气的运行。
内部痈肿使得肠管狭窄而传化不利，食入后经过一段时间即被吐出，即朝食暮吐。

⑫差：通“瘥”，痊愈。

⑬衃（pēi）血：凝结的死血。

⑭恚（huì）：愤恨恼怒。

⑮解：通“懈”。

【译文】

心是五脏之尊，有帝王的称号。心与小肠是表里关系，是神明所藏之处。心主血，五行属火，心气旺盛在夏季，其所属的经脉是手少阴心经。

厥痛与真痛

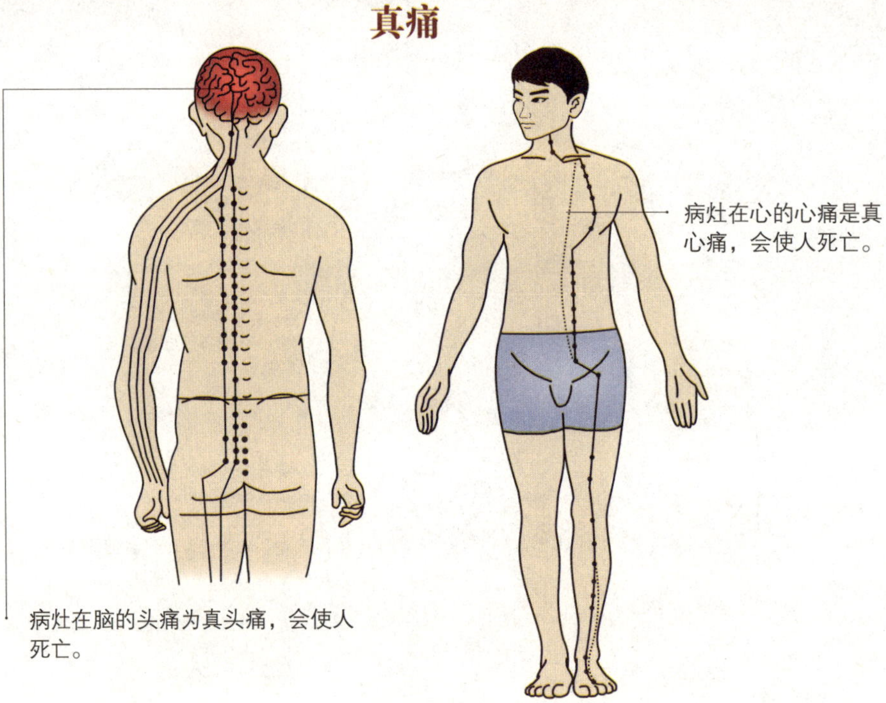
真痛
病灶在心的心痛是真心痛，会使人死亡。
病灶在脑的头痛为真头痛，会使人死亡。

真头痛与真心痛发作时，患者手足冰凉（一说为手足色青），并且旦发夕死，夕发旦死，无法治愈。这主要是因为头为诸阳之会，心为脏腑之大主，不能受邪，受邪则死。当然，这也与当时的医疗水平有关。

心的正常脉象称作钩脉，好似头大尾小的曲钩，顺着的来势快速，逆着的去势迟缓，所以叫钩脉，与此相反的就是病脉。脉来势快速，去势也快速，为心气太过；主病在表，脉来势迟缓，去势快速，为心气不及；主病在里，心气太过就会出现身热而又骨节疼痛，口疮，舌干焦苦。口渴引饮的症状，心气不及就会让人烦躁，表现于上为咳嗽，表现于下为气泄。因此，心脉的脉象来时如同串串珠玑，像抚摸在珠玉美石上一样，这是正常的。如果脉来如同串串珠玑相互连贯，但其间微有弯曲，就是心的病脉。如果脉来前弯后曲，如同操持前后有钩的袍带，则为死脉。

另外，人思虑过多就会惊恐不安，惊恐不安则会伤损心气，心气伤损则会神志不定，神志不定则会产生恐惧。

另外，真心痛病发就会手足冰凉，发凉越过肘膝关节五寸，则早上发病晚上就会死亡，晚上发病早上就会死亡。

另外，心有水气就使心气闭阻，出现气滞、身肿，肿及阴部，不能安卧，心中烦躁等证。

另外，心中风邪，可见微微发热，不能站立和行走，感到饥饿却又不能进食，进食就会呕吐。

夏季，心气旺盛。左手寸口脉来洪、浮、大而散，是为正常恶脉象，与此相反的就是病脉。如果脉象沉而滑，是肾水来克心火，必死而不能治；如果脉象弦而长，是肝木来生心火，病可自愈；如果脉来缓而大，是脾土来入心火，属微邪相干，没有大的损害。

另外，心有病则会胸中作痛，四肢胀满，肩背臂膊疼痛。心气虚，则常常惊悸，愁闷而失眠，胸腹及腰背牵引疼痛，悲愁伤感，有时头晕目眩而仆倒。心的积气日久不消，则忧愁烦恼，心中疼痛。心气实则会喜笑不休，梦见起火。心气盛，可梦见欢乐或恐惧的事。邪气侵袭到心，可梦见山丘冒烟起火。患心胀则觉心烦短气，夜间睡卧不安。心腹痛，则心中烦乱懊恼，全身浮肿，气在腹中往来上下窜动，疼痛时止时作。心腹中发热，喜好饮水，口中常常流涎，多由蛔虫扰动。患心病则中午轻，半夜加重，早晨安静。

另外，左手寸口脉象过大，多有手心发热发红，浮肿，胸中满闷而又烦躁，心悸不安，面发赤，两目发黄等证。

另外，心有病可先发心痛，然后咳嗽不止，二便闭阻不通，全身浮肿的，三日内会死亡。心气虚就会害怕见人，常闭目而昏昏欲睡，精神不支，失魂落魄而妄言惑乱。心脉沉小且紧，或浮，主气喘。如心下气坚实不降，多见咽干，手热，烦闷，健忘，常常叹息，这些病证都是因为思虑太过而得。

其脉象很急的，则发狂笑；脉象稍微缓的，则吐血；脉象很大的，则喉闭；脉象稍微大的，则心痛牵引到背部，常有眼泪流出；脉象很小的，则干哕；脉象稍微小的，则喜笑、消瘅；脉象很滑的，则口渴；脉象稍微滑的，则心疝痛引脐部，腹鸣；脉象很涩的，则音哑不能言语；脉象稍微涩的，则失血，手足厥逆，耳鸣，癫疾。

另外，脉象搏击应指坚实有力而长，主舌僵、不能言语；脉象软而兼散，主心怀恐惧而不能进食。

另外，脉象很急则患心疝，脐下具有疝病的形态，并感烦闷短气，上部热盛。

另外，患心病而胡言乱语，汗出如珠，全身厥冷，脉象应当是浮而又大，反见沉濡且滑；面色应当发红，现在反而发黑的，这是水克火，必死而无治。

另外，心有积气，深深按下这种积气时却感空空荡荡，但它又时时上下往来没有固定的部位，症状还有胸中满闷，心悸，腰腹中热，面颊发红，咽干，心烦，手掌心热，甚至呕血，夏天轻而冬天加重。这种病应尽快治疗，否则十日内可死。

另外，患心病见赤黑色侵入唇舌，必然会死亡。面黄而双眼发红的，也会死亡。颜面发红如同死血的，也会死亡。

另外，忧虑愤恨、思虑太过，导致心气内竭，患者神色反现安和而旺盛的，不超过十日就会死亡。扁鹊说：心气竭绝的病一日内死。面色显现凶险之象，即使人的形体还健壮灵敏，也不过是行尸走肉。一年以内，灾祸必然会降临。

另外，心病的患者，言语前慢后快，后声不接前声，声音含混不清，口部歪斜，昏昏沉沉而不时喜笑，这是风邪入心。

心病虚实辨证

- 心气实
  - 小便不利
  - 腹满
  - 身热而重
  - 欲吐而不出
  - 喘息急不安卧
  - 其脉左寸口与人迎皆实
- 心气虚
  - 恐惧多惊
  - 忧思不乐
  - 胸腹中苦痛
  - 言语战栗
  - 恶寒恍惚
  - 面赤目黄
  - 喜衄血
  - 其脉左右寸口两虚而微

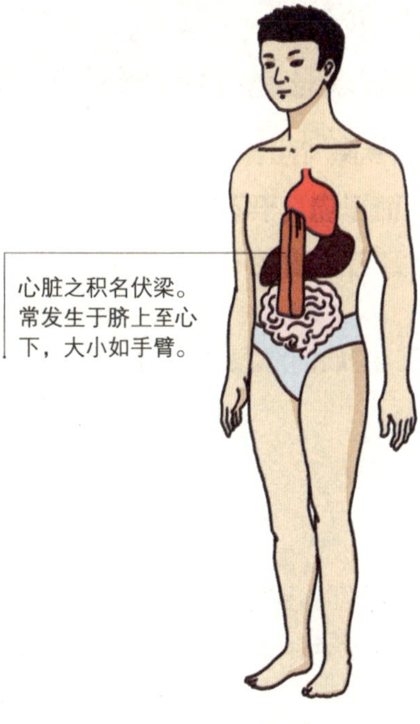

心脏之积

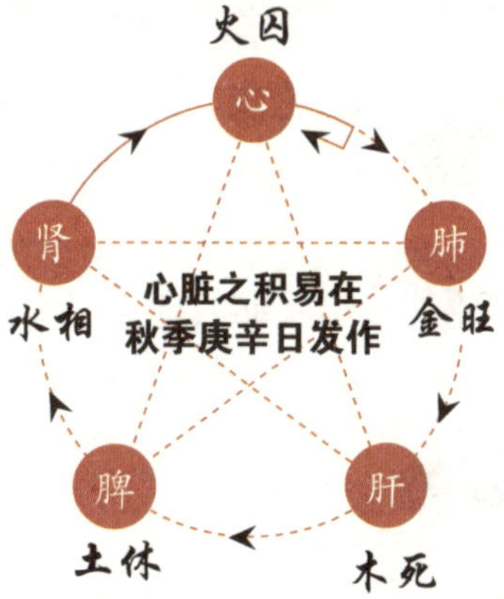

秋季肺旺肾相，心受肾传来之病邪，却无法下传于旺肺，故秋季金日易患心积。

另外，心气伤损就使心衰败，火为水邪所乘胜，可见躯体、手足麻木不遂，关节松懈，伸展不能自主，下利不止，这种病宜尽快治疗，否则不超过十日就死亡。

另外，笑时还未出声就又显得忧伤，喜忧无常，这也是水乘火。阴依存于阳，阴气盛而阳气伏，阳气伏则生热，热则发狂，可见行为妄乱，言谈谬误而无法进行探问，这是心气已经损伤。扁鹊说：这种患者口唇发红就可治疗，如果出现青黑色就会死亡。

另外，患心疟会先发烦躁而后口渴，犹如羽毛覆盖一样温温发热，脉象浮紧且大。

心气实可见小便不利，腹部胀满，身体发热而又感沉重，心中泛泛欲吐，而吐又吐不出，喘息急促，不能安卧，患者脉象左寸口与人迎都实大。

心气虚可见恐惧多惊，忧思不乐，胸腹疼痛，言语发颤，恶寒，精神恍惚，面红目黄，经常衄血，患者脉象左右寸口轻取重按都虚而微。

论小肠虚实寒热生死逆顺脉证之法第二十五

【提要】

本篇论述了小肠病的虚实、寒热、生死、逆顺的脉象及证候。

【原文】

小肠者，受盛[1]之腑也，与心为表里，手太阳是其经也。

心与（一本无此二字）小肠绝者，六日死。经则发直如麻，汗出不已，不得屈伸者是也。

又，心咳[2]（一本作病）久不已（一本无此二字），则传小肠，小肠咳[3]则气咳俱出也。

小肠实则伤热，热则口生疮；虚则生寒，寒则泄脓血，或泄黑水，其根在小肠也。

五脏六腑图

五脏即肝、心、脾、肺、肾；六腑即胆、小肠、胃、大肠、膀胱、三焦。它们之间互为表里，各有所主，并与五行相对应。中医常依据五行生克关系来诊断和治疗疾病。

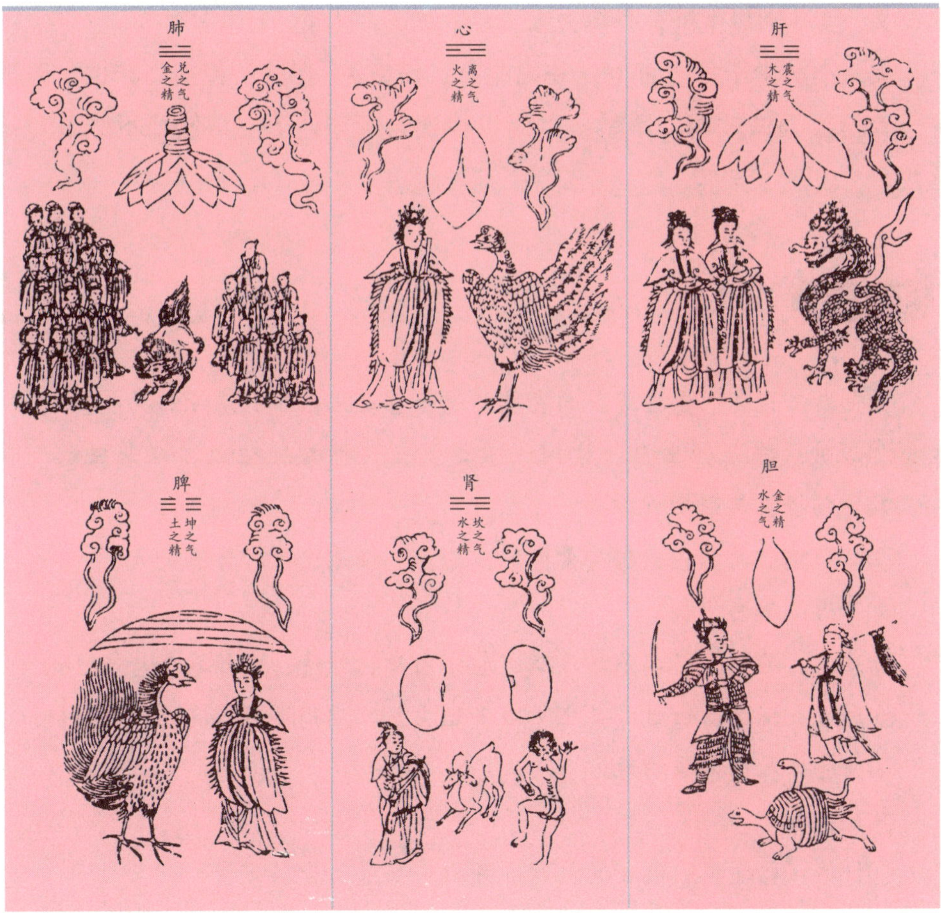

又，小肠寒则下肿，重有热，久不出[④]，则渐生痔疾[⑤]。有积，则当暮发热，明旦而止也。病气发，则令人腰下重，食则窘迫而便难是其候也。

小肠胀则小腹䐜胀[⑥]，引腹而痛也。厥邪入小肠，则梦聚井邑[⑦]中，或咽痛颔肿，不可回首，肩如杖[⑧]（一作拔），脚如折也。

又，黄帝曰：心者，主也，神之舍也。其脏周密而不伤，伤神去，神去则身亡矣。故人心多不病，病即死，不可治也。惟小肠受病多矣。

又，左手寸口阳绝者，无小肠脉也，六日死。病脐痹，小腹中有疝瘕也。左手寸口脉实大者，小肠实也，有热邪则小便赤涩。

又，实热则口生疮，身热去来，心中烦满，体重。

又，小肠主于舌之官也，和则能言，而机关[⑨]利健，善别其味也。虚则左寸口脉浮而微软弱，不禁按，病为惊狂无所守，下空空然，不能语者，是也。

【注释】

①受盛：具有承受胃腐熟的食糜并进一步消化以泌别清浊的功能。

②心咳：病名，出自《素问·咳论》，又称心经咳嗽。证见咳嗽，心痛，喉中作梗，甚则咽喉肿痛。

③小肠咳：病名，出自《素问·咳论》。证见咳嗽时伴有矢气。

④不出：不去。

⑤痔疾：泛指肛门部多种疾病，包括内痔、外痔、内外混合痔等。

⑥䐜胀：证名，出自《灵枢·百病始生》。泛指腹部胀满痞塞的症状。

⑦井邑：人们聚集的地方。

⑧杖：打。

⑨机关：指发声、进食的机窍、关隘，如唇、舌、咽等。

【译文】

小肠是受盛之腑，与心是表里关系，其所属的经脉是手小肠太阳经。

心与小肠气绝，六日内会死亡。心与小肠气绝，可见头发枯直如麻，汗出不止，四肢不能屈伸。

另外，患心咳日久不愈，则邪气传至小肠。小肠咳者，咳嗽时肛门同时排气。

小肠实就易生热，热则可致口舌生疮。小肠虚则易生寒，寒可致泄泻脓血或黑水，这些病证产生的根源在小肠。

另外，小肠气寒可见下身发肿沉重，小肠有热久不出，则生痔疮。小肠有积滞的病，则傍晚发热，早晨热退。小肠病发作时，可使人腰以下沉重，进食后腹部急迫难受，而且大便不畅，这都是小肠气滞的证候。

小肠胀，可见小腹胀满，牵引整个腹部疼痛。邪侵入小肠，可梦见与人聚在市镇中，或咽喉疼痛，下颌肿大，不能转动头部，肩痛如同被棍棒打，双足酸痛如同折断。

另外，黄帝说：心是人的主宰，是神所寄藏之处，心脏固密而不易伤损。若受到伤损就会使神离失，神离失就会使身形死亡。所以，人的心脏多不病，得病就容易死亡或难治，只有多由小肠代心受病了。

另外，左手寸口轻取无脉应指的，是无小肠脉了，六日内会死亡。患脐痹者，小腹中有疝瘕。左手寸口脉实大，其病属于小肠实。小肠中有热邪，则小便赤涩不利。

另外，小肠实热可见口舌生疮，身体发热时来时止，心中烦闷，身体沉重。

另外，小肠主管舌，小肠之气调和就能言语，由于机窍关隘灵活敏健，因而善于辨别各种滋味。小肠气虚可见左寸口脉浮且微软弱，不耐重按，病发为惊恐狂乱，神志无所依守，心下空空泛泛，不能言语。

论脾脏虚实寒热生死逆顺脉证之法第二十六

【提要】

本篇论述了脾病的虚实、寒热、生死、逆顺的脉象及证候。

【原文】

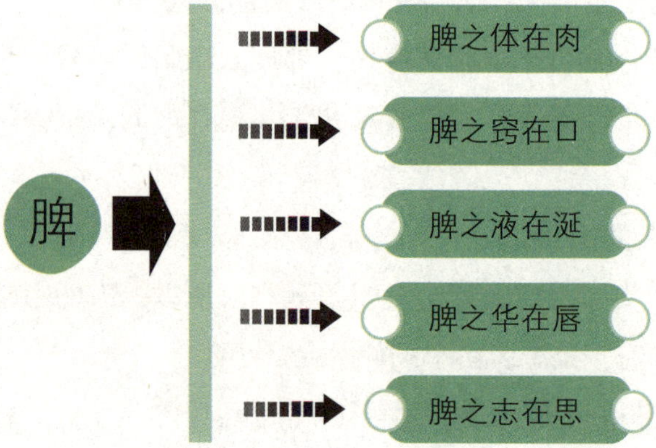

脾者，土也，谏议之官，主意与智，消磨五谷，寄在其中，养于四旁，王于四季，正王长夏，与胃为表里，足太阴是其经也。

扁鹊曰：脾病则面色萎黄，实则舌强直，不嗜食，呕逆，四肢缓；虚则精不胜[①]，元气乏，失溺不能自持。其脉来似水之流，曰太过，病在外；其脉来如鸟之距[②]，曰不及，病在内。太过，则令人四肢沉重，语言謇涩[③]；不及，令人中满[④]不食，乏力，手足缓弱不遂，涎引口中（一作出），四肢肿胀，溏泻（一作泄）不时，梦中饮食。脾脉来而和柔，去似鸡距践地，曰平；脉来实而满稍数，如鸡举足，曰病。又，如乌（一作雀）之啄，如鸟之距，如屋之漏，曰死。

中风则翕翕发热，状若醉人，腹中烦满，皮肉瞤瞤[⑤]，短气者是也。王时其脉阿阿然[⑥]缓，曰平。反弦急者，肝来克脾，真鬼相遇[⑦]，大凶之兆；反微涩而短者，肺来乘脾，不治而自愈；反沉而滑者，肾来从脾，亦为不妨；反浮而洪，心来生脾，不为疾耳。

脾病，面黄，体重，失便，目直视，唇反张，手足爪甲青，四肢逆，吐食，百节疼痛不能举，其脉当浮大而缓。今反弦急，其色当黄而反青，此十死不治也。

又，脾病，其色黄，饮食不消，心腹胀满，身体重，肢节痛，大便硬，小便不利，其脉微缓而长者，可治。脾气虚，则大便滑，小便利，汗出不止，五液[8]注下为五色。注，利下也。

又，积聚久不愈，则四肢不收[9]，黄疸，饮食不为肌肤，气满胀而喘不定也。

又，脾实，则时梦筑垣墙、盖屋；脾盛，则梦歌乐；虚，则梦饮食不足。厥邪客于脾，则梦大泽丘陵，风雨坏屋。脾胀则善哕，四肢急，体重，不食，善噫。

脾病则日昳[10]慧，平旦甚，日中持，下晡[11]静。

脉急甚，则瘛疭[12]；微急，则胸膈中不利，食入而还出；脉缓甚，则痿厥；微缓，则风痿，四肢不收；大甚，则击仆；微大则痹，疝气，里大脓血在胃肠之外；小甚，则寒热作；微小，则消瘅；滑甚，则癞；微滑，则虫毒，肠鸣，中热；涩甚，则肠癞；微涩，则内溃，下脓血。

脾脉之至也，大而虚，则有积气在腹中。有厥气，名曰厥疝。女子同法，得之四肢汗出当风也。

脾绝则十日死，又脐出（一作凸）者亦死。唇焦枯，无纹理而青黑者，脾先绝也。

脾病，面黄目赤者可治；青黑色入口则半岁死；色如枳实者，一（一作半）月死。吉凶休否（一作咎），皆见其色出于部分也。

又，口噤唇黑，四肢重如山，不能自收持，大小便利无休歇，食饮不入，七日死。

又，唇虽痿黄，语声啭啭[13]者，可治。脾病疟气久不去，腹中痛鸣，徐徐热汗出，其人本意宽缓，今忽反常而嗔怒，正言而鼻笑[14]，不能答人者，此不过一月，祸必至矣。

又，脾中寒热，则皆使人腹中痛，不下食。又，脾病则舌强语涩，转筋卵缩，牵阴股，引髀⑮痛，身重，不思食，鼓胀，变则水泄不能卧者，死不治也。

脾正热，则面黄目赤，季胁痛满也；寒则吐涎沫而不食，四肢痛，滑泄不已，手足厥，甚则颤栗如疟也。

临病之时，要在明证详脉，然后投汤丸，求其痊损耳。

【注释】

①精不胜：指精不充盛。

②距：鸡爪，泛指鸟的爪，以此喻脉来尖锐而不流利。

③謇涩：文字生硬，言语迟钝。

④中满：即腹满，证名，出自《素问·五脏生成论》。泛指腹部胀满的症状。

⑤瞤瞤（rúnrún）：肌肉跳动。

⑥阿阿然：迎合的样子。

⑦真鬼相遇：阴阳相敌，此指长夏之时肝（厥阴）来乘脾（太阴），这是当主火的夏季而木克土。由于本书有："阳中之阳为高真，阴中之阴为幽鬼"的论述，所以喻为"真鬼相遇"。

⑧五液：中医生理学名词，出自《素问·宣明五气论》。指五种体液，即泪、汗、涎、涕、唾。其五脏归属为：泪属肝，汗属心，涎属脾，涕属肺，唾属肾，此处泛指各种液体的下泄。

⑨不收：迟缓，不能收持。

⑩昳（dié）：午后二时，即未时。

⑪下晡：下午三时至六时。

⑫瘛疭：证名，出自《素问·热病论》。指手足交替伸缩、抽动不止的症状。瘛，指筋急引缩；疭，指筋缓纵弛，又称"抽搐""抽风"。

⑬啭啭（zhuàn）：莺啼，婉转的叫。

⑭正言而鼻笑：言辞郑重而笑声轻薄的样子。

⑮髀：即股骨，一般指大腿或大腿外侧。

【译文】

脾在五行中属土，故称为土脏，是谏议之官，主管意念与智力，能够消磨水谷，其位居于中央，可以输布水谷精微滋养灌溉四脏，脾气旺于四季，主要旺于长夏，与胃是表里关系，其所属的经脉是足太阴脾经。

扁鹊说：脾有病可见面色萎黄。脾气实可见舌僵直，不思饮食，呕逆，四肢弛缓；脾虚可见阴精不盛，缺乏元气，遗尿不能控持。脾病脉来像水奔流那样一去不返为太过，主病在外；脾病脉来如同鸟的爪那样尖锐为不及，主病在内。脾气太过，可使人四肢沉重，言语生硬、迟钝；脾气不及，可使人腹部胀满，不思进食，乏力，手足弛缓痿弱，不能随意运动，口出涎沫，四肢肿胀，大便溏泄，梦中进食。脾脉的正常脉象来时轻柔和缓，去时像鸡爪着地那样轻缓从容。如果脉来实满而稍数或如鸡举足那样坚实地冲击，则为病脉。另外，脉来如鸟嘴啄食，或如鸟爪那样坚硬尖锐，或如屋内漏水那样断续不均，则为死脉。

脾中风的证候可见微微发热，状态像醉酒的人，腹中烦满，皮肉时时跳动，短气。脾旺之时，脾脉是柔和平缓，为脾的正常脉象；如果脉来去弦急的，是肝木来克脾土，正当阳盛的夏季而又足厥阴与足太阴两阴相敌，此种脉象是大凶的征兆；如果脉来微涩而短的，是肺金来乘脾土，土能生金，子实母气，不治就可自愈；如果脉来沉且滑的，是肾水来从顺脾土，也没有妨碍；如果脉来浮且洪的，是心火来生脾土，母生子，不会导致疾病。

脾病可见面色发黄，身体沉重，大便失禁，双眼直视，嘴唇翻转，手足爪甲发青，四肢逆冷，呕吐食物，全身关节疼痛不能运动，其脉应当浮大而缓。今反见脉来弦急，面色当发黄而反发青，均属难治之症。

另外，脾病见面色发黄，饮食不能消化，心腹胀满，身体沉重，四肢关节疼痛，大便硬，小便不利，这种病脉象微缓且长的，可以医治。如果脾气虚，大便滑泄，小便自利，出汗不止，五液注下成为黄、白、青、黑、赤五色痢。

另外，脾有积聚，日久不愈，可见四肢松弛不收，发为黄疸，所进饮食不能营养肌肤，腹部饱满胀气，喘息不止。

另外，脾气实时常作梦，梦中见砌墙建房；脾气盛可梦见歌笑欢乐；脾气虚可梦见饮食不足；邪气侵害到脾，可梦见湖泊丘陵，或狂风暴雨损毁房屋。脾胀多干哕，四肢拘急，身体沉重，时常嗳气。

患脾病，就常见午后清爽，天明时加重，中午持续，黄昏时安静。

脾脏之积

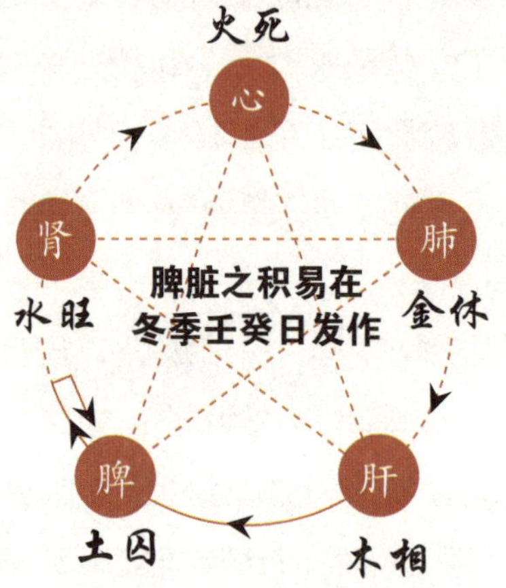

冬季肾旺肝相，脾受肝传来之病邪，却无法下传于旺肾，故冬季水日易患脾积。

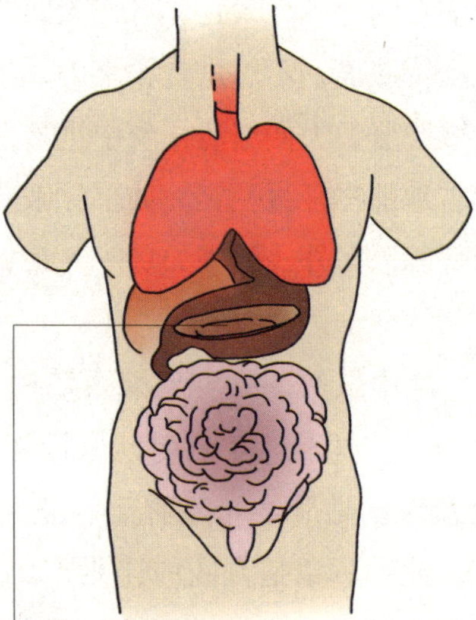

脾脏之积名痞气，大小如盘子，位于胃的内腔。

患脾病，脉象很急的，易发手足拘挛、抽搐；脉象微急的，可见胸膈中不通畅，食后就呕吐；脉象很缓的，可患痿厥；脉象微缓的，可患风痿，四肢松弛不收；脉象很大的，易患突然仆倒，不省人事；脉象微大的，患脾痹，疝气，裹大量脓血在胃肠的外面；脉象很小的，可患寒热发作；脉象微小的，就患消瘅；脉象很滑的，患癫疝；脉象微滑的，患虫毒，肠鸣，中焦发热；脉象很涩的，可患小肠疝气；脉象微涩的，可患内部溃疡，泄下脓血。

脾病脉象大而虚的，是有积气在腹中。如腹中有厥气，病名称做厥疝。不但男子如此，女子也同样。此病是四肢出汗以后感受风邪所致。

脾气绝就会在十日内死亡。另外，腹胀、肚脐鼓凸出来的也会死。嘴唇焦枯，没有纹理而又见青黑色的，就是脾气开始亡绝的先兆。

脾有病见面色发黄而双目发红的可治，如见青黑色侵入唇舌就会在半年内死亡；如见面色发黄像枳实就会在一月内死亡。其病预后吉凶，都得看主生、主病、主死的颜色，出现在面部的脏腑所属部位了。

另外，脾有病见牙关紧闭，嘴唇发黑，四肢沉重如山，不能自主伸展，大小便泄利不止，不进饮食，则属危重病候，七日会死亡。

另外，脾有病见嘴唇虽然干痿发黄，但说话声音如鸟鸣一样清亮柔和的可治。患脾疟，疟气日久没有消除，腹中疼痛肠鸣，徐徐出热汗，患者本来性情宽厚和缓，这时忽然反常而性情易怒，言语郑重而笑声轻薄，或不理睬被人的，不出一月，必有灾祸降临。

另外，脾伤于寒热邪气，都会使人腹中疼痛，不进饮食。另外，脾有病见舌僵，语言生硬迟钝，小腿转筋，阴囊紧缩，牵涉到大腿内侧外侧疼痛，身体沉重，不思饮食，腹部鼓胀，甚至变成水泄，不能安卧的，必死而不可治了。

脾中有热邪，可见面色发黄，双眼发红，两侧季肋疼痛胀闷；脾中有寒邪，可见吐涎沫而又不进食，四肢疼痛，大便滑泄，手足厥冷，甚至颤抖不已如同疟疾发作一样。

临证的时候，重要的是明察证候，详辨脉象，然后酌情给予方药，从而求得疾病的痊愈。

病邪在五脏中的传播

病邪的发生并不会马上导致人的死亡，而是先按照一定的路径传播，当传到相应的脏器时，人也就要死了，具体传播路径如下：

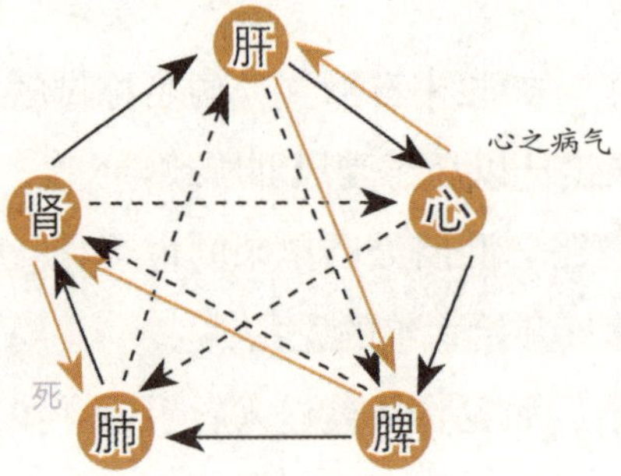

心之病气传播路径

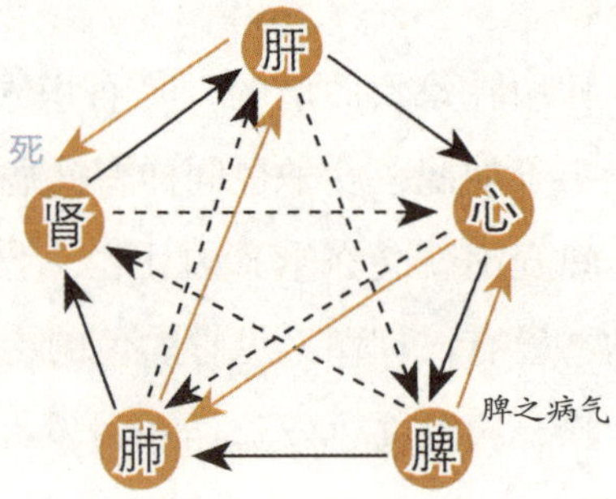

脾之病气传播路径

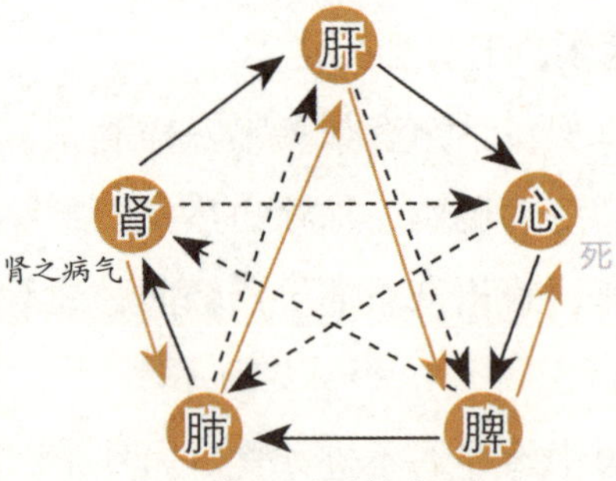

肾之病气传播路径

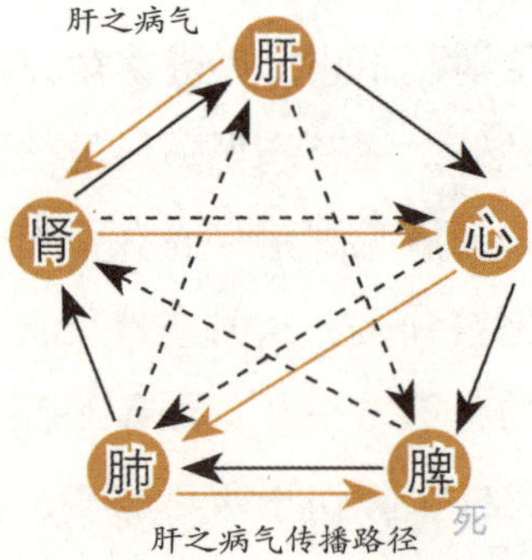

肝之病气传播路径

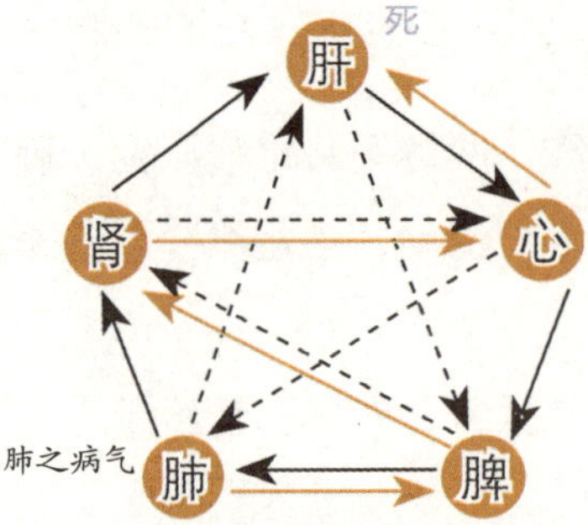

肺之病气传播路径

身体有病必须及时治疗，否则，等病气传遍五脏，人也就没救了。

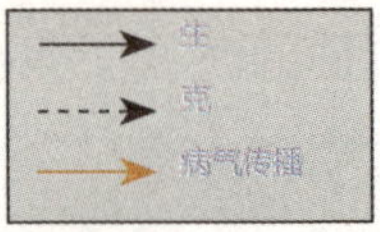

论胃虚实寒热生死逆顺脉证之法第二十七

【提要】

本篇论述了胃病的虚实、寒热、生死、逆顺的脉象及证候。

【原文】

胃者，腑也。又名水谷之海，与脾为表里。胃者，人之根本也，胃气壮则五脏六腑皆壮，足阳明是其经也。

胃气绝，则五日死；实则中胀便难，肢节疼痛，不下食，呕吐不已；虚则肠鸣胀满，引水，滑泄；寒则腹中痛，不能食冷物；热则面赤如醉人，四肢不收持，不得安卧，语狂、目乱、便硬者是也。病甚则腹胁胀满，吐逆不入食，当心痛，上下不通，恶闻食臭，嫌人语，振寒，喜伸欠。胃中热则唇黑，热甚则登高而歌，弃衣而走，颠狂不定，汗出额上，鼽衄[①]不止。虚极则四肢肿满，胸中短气，谷不化，中消也。胃中风则溏泄不已。胃不足，则多饥不消食。病人鼻下平，则胃中病，渴者不可治（一本无上十三字，作微燥而渴者可治）。

胃脉博坚而长，其色黄赤者，当病折腰（一作髀）。其脉软而散者，病食痹[②]。右关上脉浮而大者，虚也；浮而短涩者，实也；浮而微滑者，亦实也；浮而迟者，寒也；浮而数者，实也。虚实寒热生死之法，察而端谨，则成神妙也。

【注释】

①鼽衄（qiú nǜ）：证名，出自《素问·金匮真言论》。指鼻塞而出涕

血的症状。

②食痹：古病名，出自《素问·脉要精微论》。证见食入则上腹闷痛，引及两胁，饮食不下，吐后方感舒畅。

【译文】

胃是六腑之一，又称水谷之海，与脾是表里关系。胃是人身后天的根本，胃气旺盛就使五脏六腑之气都能旺盛，其所属的经脉是足阳明胃经。

胃气竭绝就会在五日内死亡。胃气实则脘腹胀满，大便艰难，关节疼痛，不进饮食，呕吐不止；胃气虚则肠鸣，脘腹胀满，汗出，水泄不止；胃寒则可见腹中疼痛，不能吃冷的食物；胃热则面色发红如同酒醉的人，四肢松弛无力，不能安卧，语言狂妄，双目昏乱，大便坚硬。如果胃病严重，则腹胁饱胀，呕吐呃逆，不能进食，心窝处疼痛，上下痞阻不通，厌恶嗅到饭食气味，不愿与人交谈，每因寒冷而发抖，常喜伸腰打呵欠。胃中热邪则口唇发黑，热盛则登上高处放声歌唱，弃衣奔走，癫狂不定，汗从额上渗出，鼻塞衄血不止。胃气虚至极，则四肢肿胀，胸中短气，食物不消化，这就是中消了。胃中风邪，则溏泄不止。胃津不足，则常感饥饿，但又不能消化食物。患者鼻下人中平满，就是胃中有病，如果又见口渴，就不可治疗了。

胃脉搏击坚而长的，如果患者面色黄而红，当患腰部疼痛剧烈的病。患者脉来软且散的，可能患了食痹病，证见食入则上腹闷痛，引及两胁，饮食不下，吐后方感舒畅。右关前脉来浮且大的，是胃气虚；脉来浮且短涩的，是胃气实；脉来浮且微滑的，也属胃中实；脉来浮且迟的，是胃中寒；脉来浮且数的，是胃中热。虚实寒热生死的判断方法，必须明察而且审慎对待，才能成为医术高明的医生。

论肺脏虚实寒热生死逆顺脉证之法第二十八

【提要】

本篇论述了肺病的虚实、寒热、生死、逆顺的脉象及证候。

【原文】

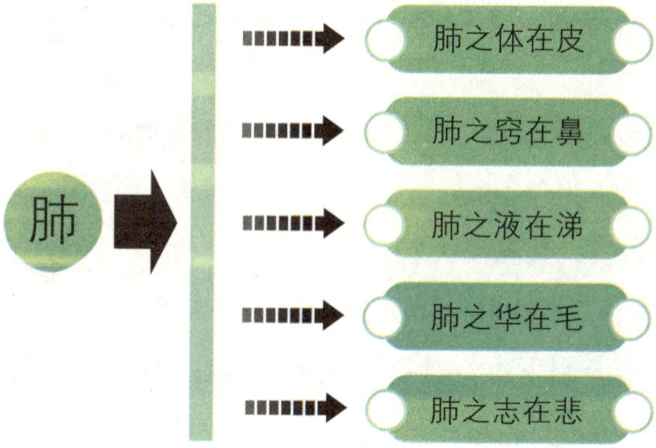

肺者，魄之舍，生气之源，号为上将军[①]，乃五脏之华盖[②]也。外养皮毛，内荣肠胃，与大肠为表里，手太阴是其经也。

肺气通于鼻，和则能知香臭矣。有寒则善咳（一本作有病则喜咳），实则鼻流清涕。凡虚实寒热，则皆使人喘嗽。实则梦刀兵恐惧，肩息[③]，胸中满；虚则寒生（一作热），咳（一作喘）息，利下，少气力，多悲感。

王于秋。其脉浮而毛[④]，曰平。又，浮而短涩者，肺脉也。其脉来毛而中央坚，两头（一作傍）虚，曰太过，病在外。其脉来毛而微，曰不及，病在内。太过，则令人气逆，胸满，背痛；不及，则令人喘呼而咳（一作嗽），上气，见血，下闻病音[⑤]。

又，肺脉厌厌聂聂[⑥]，如落榆荚，曰平。来不上不下，如循鸡羽，曰病。来如物之浮，如风吹鸟背上毛者死。真肺脉[7]至，大而虚，又如以毛羽中人皮肤，其色赤，其毛折[8]者死。

又，微毛曰平，毛多曰病。毛而眩者曰春病，眩甚曰即病。

又，肺病吐衄血，皮热、脉数、颊赤者，死也。又，久咳而见血，身热而短气，脉当涩，今反浮大，色当白，今反赤者，火克金，十死不治也。肺病喘咳，身但寒无热，脉迟微者，可治。

秋王于肺，其脉当浮涩而短，曰平。而反洪大而长，是火刑金，亦不可治。又，得软而滑者，肾来乘肺，不治自愈；反浮大而缓者，是脾来生肺，不治而差。反弦而长者，是肺被肝从，为微邪，虽病不妨。

虚则不能息，耳重[9]，嗌干，喘咳上气，胸背痛。

有积，则胁下胀满。

中风，则口燥而喘，身运而重，汗出而冒闷，其脉按之虚弱如葱叶，下无根者死。

中热[10]，则唾血。其脉细、紧、浮、数、芤、滑，皆失血病。此由燥扰、嗔怒、劳伤得之，气壅结所为也。

肺胀，则其人喘咳而目如脱，其脉浮大者是也。

又，肺痿[11]则吐涎沫而咽干。欲饮者，为愈；不饮，则未差。

又，咳而遗溺者，上虚不能制下也。其脉沉浊者，病在内；浮清者，病在外。

肺死，则鼻孔开而黑枯，喘而目直视也。又，肺绝则十二日死，其状足满、泻痢不觉出也，面白目青，此谓乱经。此虽天命，亦不可治。

又，饮酒当风，中于肺，则咳嗽喘闷。见血者，不可治；无血者，可治；面黄目白者，可治；肺病颊赤者死。

又，言音喘急、短气、好唾（一作睡），此为真鬼相害，十死十，百死百，大逆之兆也。

又，阳气上而不降，燔于肺，肺自结邪，胀满，喘急，狂言，瞑目，非常所说而口鼻张，大小便头俱胀，饮水无度，此因热伤于肺，肺化为血，不可治，则半岁死。

又，肺疟[12]使人心寒，寒甚则发热，寒热往来，休作不定，多惊，咳喘，如有所见者，是也。其脉浮而紧，又滑而数，又迟涩而小，皆为肺疰之脉也。

又，其人素声清而雄者，暴不响亮，而拖气用力，言语难出，视不转睛，虽未为病，其人不久。

又，肺病，实则上气喘急，咳嗽，身热，脉大也。虚则力乏、喘促、右胁胀、语言气短（一作促）者，是也。

又，乍寒乍热，鼻塞，颐赤，面白，皆肺病之候也。

【注释】

①上将军：又称“相傅之官”，出自《素问·灵兰秘典论》。肺主气，具有辅助心以调节人体生命活动的作用，有如宰辅，所以称肺为“上将军”“相傅之官”。

②华盖：指封建帝王专用的车盖或者伞。五脏中肺脏的部位最高，覆盖其他脏腑之上，形状如伞盖，所以说肺为五脏六腑之盖。

③肩息：证名，出自《素问·通评虚实论》。指呼吸时抬肩，即呼吸困难的症状。

④毛：毛脉。脉象名，出自《素问·玉机真脏论》。指秋令出现如羽毛之轻而浮的脉象。

⑤下闻病音：下，指喉管以下，此指听到胸内喘呼的声音。

⑥厌厌聂聂：轻薄翩翻的样子。

⑦真肺脉：指肺的真脏脉，脉象虚大，无柔和之象，即肺气败露将绝的脉象。

⑧毛折：皮肤毫毛枯断。

⑨耳重（chóng）：即重听，指听觉减退、失灵。

⑩中热：病名，出自《素问·气交变大论》。证见胸中烦热，唾血。

⑪肺痿：肺痿：病名，出自《金匮要略·肺痿肺痈咳嗽上气病》篇。证见咳吐浊唾涎沫，咽干。

⑫肺疟：病名，五脏疟之一，出自《素问·刺疟论》。是指疟原虫对肺部的损害。证见患疟疾者伴有心胸发冷，冷极而热，热而易惊，咳喘不已等。

【译文】

肺是魄所寄藏之处，是生发气的根源，号称上将军，是五脏的华盖。肺气在外可营养皮肤毫毛，在内可濡养肠胃，与大肠是表里关系，其所属的经脉是手太阴肺经。

肺气通窍于鼻，肺气和顺鼻则能辨别气味。肺气寒就容易咳嗽，肺气实可见鼻流清涕。肺有病无论虚实寒热，都能让人气喘咳嗽。肺气实可梦见刀兵战争便恐惧害怕，呼吸时双肩抬高，胸中满闷；肺气虚可生寒，咳嗽喘息，泄泻，少气无力，常多悲哀伤感。

肺气旺盛在秋季。其脉象如羽毛之轻而浮，是肺的正常脉象。此外，其脉浮且短涩，也是属于肺的脉象。如果脉来轻虚像按在羽毛上，中央坚实，两边空虚，称作太过，主病在表；如果脉来轻虚像按在羽毛上而又微，称作不及，主病在里。肺气太过可使人气逆、胸满、背痛；肺气不及可使人喘息咳嗽，呼多吸少，并见咯血，能听到胸中喘呼的声音。

另外，脉来轻轻柔柔，好像榆荚飘落下来那样小且轻，称作肺的平脉。如果脉来不上不下，好像抚摸在鸡毛上那样，中央坚实，两边散且涩，称作肺的病脉。如果脉来无根，好像物体轻飘在水面上，又好像风吹鸟背上羽毛那样浮且散乱的，会死亡。肺的真脏脉来，虚大无柔和之象，像羽毛拂人的肌肤一样浮散无力，患者面色发红，毛发枯槁容易折断的也会死亡。

另外，肺脉来微见轻虚如毛，称作肺的平脉，太虚太轻称作肺的病脉。秋季见肺脉轻虚且弦的，将到春季发病；如果脉来特别弦的，即时发病。

另外，肺有病见吐血、衄血，皮肤发热，脉数，面颊发红的会死亡。另外，久咳不止而又咯血，全身发热而又气短，脉应涩而反见浮大，面色应白而反见发红，这是火克金，必死而无治。肺有病见喘息咳嗽，身体只畏寒不发热，脉来迟而又微的可治。

秋季是肺气旺盛之时，其脉应当浮涩而又短，如果反见洪大且长的，是火来伐金，也不可治。另外，其脉软兼滑的，是肾水乘肺金，不治自愈。如果脉来反见浮大且缓，是脾土乘肺金，也不治而愈。如果脉来反见弦且长，是肝木乘肺金，属于微邪，即使有病也无妨碍。

肺气虚就呼吸困难，听力减退，咽干，咳喘上气，呼多吸少，胸背疼痛。

肺有积气，就会胁下胀满。

肺中风邪，可见口干、气喘，身体沉重，站立不稳，出汗而感神志恍惚。这种病的脉，诊脉时虚弱得像按在葱叶上，而重按又像没有根的会死亡。

肺中热邪可见唾血。患者脉来细、紧、浮、数、芤、滑，均为失血之病。多因烦躁、盛怒、劳伤而受邪，导致肺气壅滞蓄结而生病。

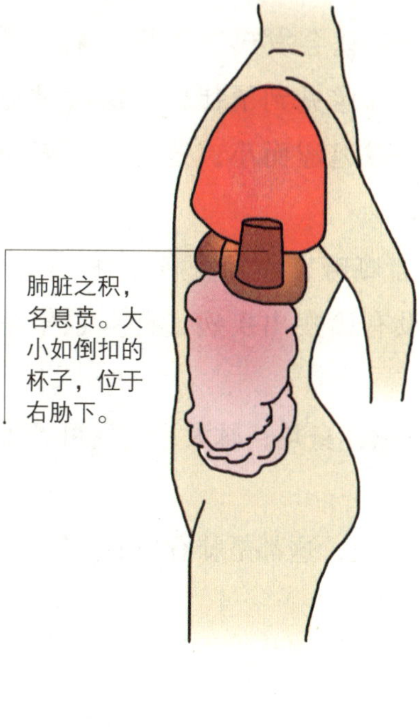
肺脏之积，名息贲。大小如倒扣的杯子，位于右胁下。

肺脏之积

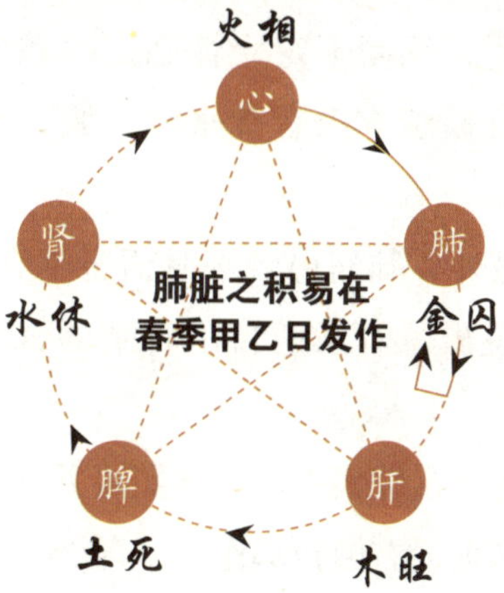
火相
心
肺
金囚
肝
木旺
脾
土死
肾
水休
肺脏之积易在春季甲乙日发作

春季肝旺心相，肺受心传来之病邪，却无法下传于旺肝，故春季木日易患肺积。

肺胀病，则见喘息咳嗽，双目突出，患者脉来浮大。

另外，肺痿病，则见口吐涎沫而又咽干。若想饮水的，病将痊愈；不想饮水的，病未转愈。

另外，咳嗽时伴有遗尿的，这是上虚不能制约于下。其脉沉而浊的，主病在里；其脉浮而清的，主病在表。

肺气衰败可见鼻孔大张而枯黑，气满喘息，双目直视。另外，肺气竭绝可在十二日内死，证见双足肿胀，泻痢但自己又感觉不出，面色发白而眼中发青，称为乱经。虽有天赋的寿命，也不可治。

另外，饮酒后受风，风邪伤于肺，可见咳嗽、气喘、胸闷，咯血的不可治，不咯血的可治，面黄目白的也可治。患肺病而面颊发赤的不可治。

另外，说话时气喘、短气、好睡的，这是因为病邪伤害太深，十病死十，百病死百，是气机大乱凶险的征兆。

另外，阳气升而不降，热灼于肺，邪气聚结，见胸肺胀满，喘急，胡言乱语，闭目合眼，所说的话平常是不能说出的，口鼻大张，大小便时都感头部作胀，饮水无度，这是因为热邪伤于肺，衰败的肺气移变到血中，这种病不可治疗了，约在半年内死亡。

另外，患肺疟使人心中寒冷，寒冷最重时就会发热，寒热往来，时休时止，反复不定，惊恐，咳嗽气喘，双目好像见到了什么，这就是肺疟的证候了。患者脉来浮而紧，或滑而数，或迟涩而小，这都是肺疟的脉象。

另外，肺病患者平时语音洪亮，突然声音嘶哑，而且发声用力，言语很难说出，看东西目不转睛的，虽然暂时没有诊察出疾病，此人也生存不久。

另外，肺病患者，气实可见气逆喘急，咳嗽，身热，脉大；气虚可见乏力，喘促，右侧胁部作胀，言语时气短。

另外，忽寒忽热，鼻塞，两颊发红，颜面发白，这都是肺有病的证候。

论大肠虚实寒热生死逆顺脉证之法第二十九

【提要】

本篇论述了大肠病的虚实、寒热、生死、逆顺的脉象及证候。

【原文】

大肠者，肺之腑也。为传送之司[①]，号监仓之官。肺病久不已，则传入大肠，手阳明是其经也。

寒则泄，热则结，绝则泄利无度，利绝而死也，热极则便血。又，风中大肠，则下血。又，实热则胀满而大便不通，虚寒则滑泄不定。

大肠乍虚乍实，乍来乍去。寒则溏泄，热则垢重，有积物则寒栗而发热，有如疟状也。

积冷不去则当脐而痛，不能久立，痛已则泄白物是也。

虚则喜满，喘咳而喉咽中如核妨矣。

【注释】

①传送之司：又称“传道之官”，出自《素问·灵兰秘典论》。大肠有传送转输的职能，所以称为“传送之司”。

【译文】

大肠是六腑之一，与肺为表里关系，有传送转输的职能，号称监仓之官。患肺病日久不愈，就会传入大肠，其所属的经脉是手阳明大肠经。

大肠有寒则泄泻，大肠有热则大便秘结，大肠气绝则泄利不止，泄利竭尽就会死亡。大肠热极则便血。另外，风邪伤于大肠，也可致便血。另外，大肠实热则腹部胀满，且又大便不通；大肠虚寒则滑泄不止。

如果大肠之气忽虚忽实，忽来忽去，伤于寒邪可见溏泄，伤于热邪可见大便秽臭沉滞，大肠有积滞，并发寒热交替，有如疟疾。

如果大肠有积冷不去除，则脐部疼痛，不能久立，痛止后就泄泻白色的秽物。

大肠气虚则常常腹胀，喘息咳嗽，咽喉中好像有果核阻碍一样。

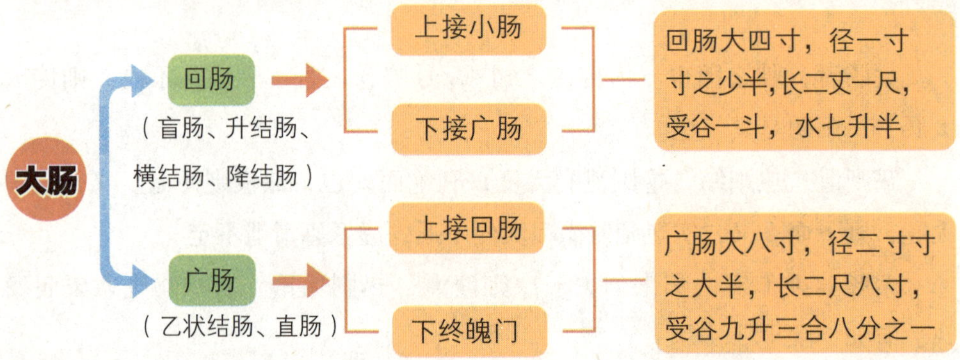

卷中

论肾脏虚实寒热生死逆顺脉证之法第三十

【提要】

本篇论述了肾病的虚实、寒热、生死、逆顺的脉象及证候。

【原文】

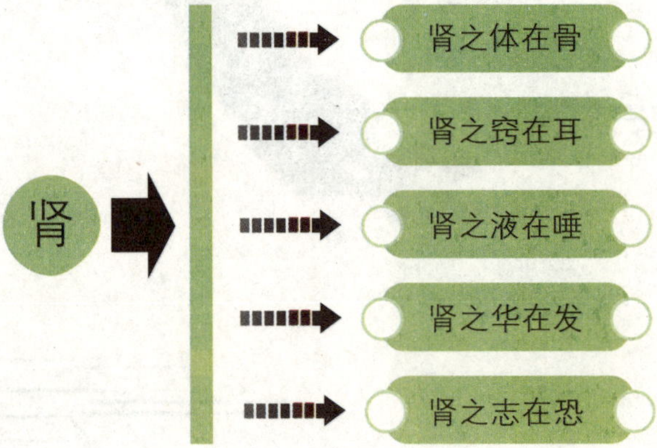

肾者，精神之舍，性命之根[①]，外通于耳，男以闭（一作库）精，女以包血，与膀胱为表里，足少阴太阳[②]是其经也。肾气绝，则不尽其天命而死也。

王于冬。其脉沉濡曰平，反此者病。其脉弹石，名曰太过，病在外。其去如数者，为不及，病在内。太过，则令人解[③]，脊脉痛而少气（一本作令人体瘠而少气不欲言）；不及则令人心悬如饥，眇[④]中清，脊中痛，少肠腹满，小便滑（一本云心如悬，少腹痛，小便滑），变赤黄色也。

又，肾脉来喘喘累累如钩，按之而坚，曰平。

又，来如引葛[⑤]，按之益坚，曰病。来如转索[⑥]，辟辟如弹石，曰死。

又，肾脉但石，无胃气亦死。

肾有水，则腹大，脐肿，腰重痛，不得溺，阴下湿如牛鼻头汗出，是为逆寒。大便难，其面反瘦也。

肾病，手足逆冷，面赤目黄，小便不禁，骨节烦痛，小腹结痛，气上冲心，脉当沉细而滑，今反浮大而缓，其色当黑，其今反者，是土来克水，为大逆，十死不治也。

又，肾病面色黑，其气虚弱，翕翕少气，两耳若聋，精自出，饮食少，小便清，膝下冷，其脉沉滑而迟，为可治。

又，冬脉沉濡而滑曰平，反浮涩而短，肺来乘肾，虽病易治。反弦细而长者，肝来乘肾，不治自愈。反浮大而洪，心来乘肾，不为害。

肾病，腹大胫肿，喘咳，身重，寝汗出，憎风。虚则胸中痛，大腹小腹痛，清厥[7]，意不乐也。

阴邪入肾则骨痛，腰上引项脊背疼，此皆举重用力及遇房汗出，当风浴水，或久立则伤肾也。

又，其脉急甚则肾痿[8]瘕疾，微急则沉厥，奔豚[9]，足不收。缓甚则折脊，微缓则洞泄，食不化，入咽还出。大甚则阴痿[10]，微大则石水起脐下至小腹。其肿埵埵[11]然而上至胃脘者，死不治。小甚则洞泄，微小则消瘅。滑甚则癃㿗疝，微滑则骨痿，坐弗能起，目视见花。涩甚则大壅塞，微涩则不月，疾痔。

又，其脉之至也，上坚而大，有脓气在阴中及腹内，名曰肾痹[12]，得之因浴冷水而卧。脉来沉而大坚，浮而紧。苦手足骨肿，厥，阴痿不起，腰背疼，小腹肿，心下水气，时胀满而洞泄，此皆浴水中，身未干而合房得之也。

虚则梦舟溺人，得其时，梦伏水中，若有所畏，盛实则梦腰脊离解不相属。厥邪客于肾，则梦临深投水中。

肾胀[13]则腹痛满引背，怏怏然[14]，腰痹痛。

肾病，夜半慧，四季甚，下晡静。

肾生病，则口热舌干，咽肿，上气，嗌干及心烦而痛，黄疸，肠澼，痿厥，腰脊背急痛，嗜卧，足下热而痛，胻[15]酸；病久不已，则腿筋痛，小便闭，而两胁胀，支满，目盲者死。

肾之积，苦腰脊相引而疼，饥见饱减，此肾中寒结在脐下也。诸积大法，其脉来细软而附骨者，是也。

又，面黑目白，肾已内伤，八日死。又，阴缩，小便不出，出而不快者，亦死。又，其色青黄，连耳左右，其人年三十许，百日死。若偏在一边，一月死。

实则烦闷，脐下重；热则口舌干焦，而小便涩黄；寒则阴中与腰脊俱疼，面黑耳干，哕而不食，或呕血者，是也。

又，喉中鸣，坐而喘咳，唾血出，亦为肾虚寒，气欲绝也。

寒热虚实既明，详细调救，即十可十全之道也。

梦与阴阳

中医认为，人体阴阳之气的变化会在梦境中有所体现，通过分析梦境可以了解自己的身体状况，下图所示为身体的不同变化对应的不同梦境。

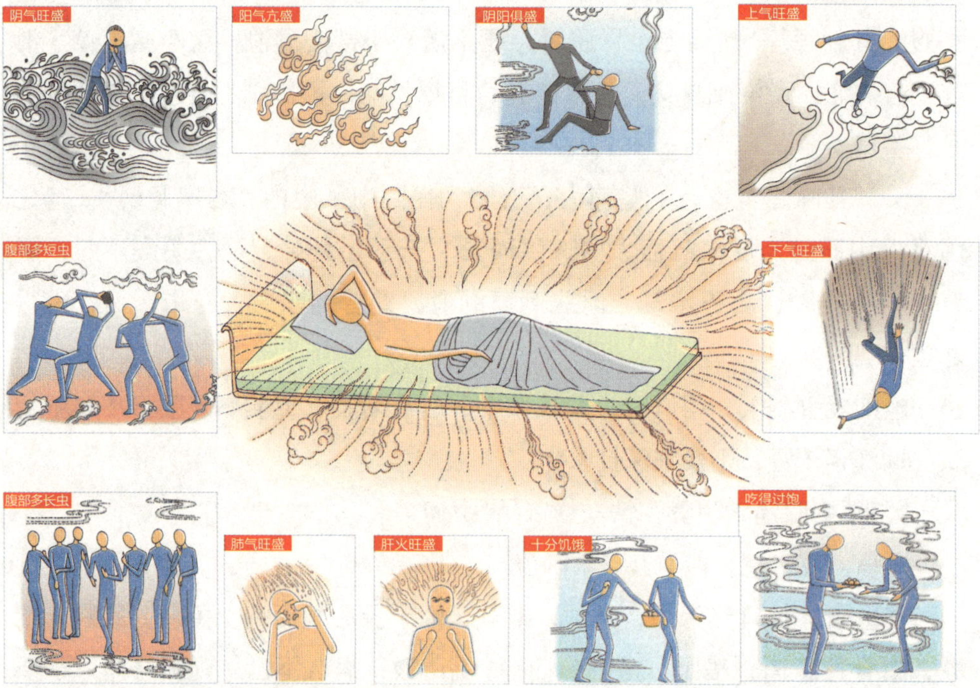

【注释】

①精神之舍，性命之根：中医学认为肾主精，是性命的根基。

②太阳：疑衍，瓒本无。

③解㑊（xiè yì）：指肌肉松弛不能束骨，意即四肢懈怠无力、懒于行动的病证。

④眇（miǎo）：人体胁肋下的虚软处。

⑤葛：葛藤。

⑥转索：又称“解索脉”，肾与命门之气将绝的脉象。脉来散乱无序如转解绳索。

⑦清厥：四肢清冷。

⑧肾痿：病名，即骨痿，出自《素问·痿论》。证见腰脊酸软，不能伸举，下肢痿弱，不能行动，面色暗黑，牙齿干枯等。

⑨奔豚（tún）：古病名，出自《灵枢·邪气脏腑病形》。证见自觉为气从少腹上冲于心，或冲咽喉，像小猪一样向上奔突，并有喘逆、少气等症。

⑩阴痿：病名，即“阳痿”，出自《素问·阴阳应象大论》。证见男子阴茎不勃起或勃起不坚而又无力。

⑪埵埵（duǒ）：像坚硬的土块一样。

⑫肾痹：古病名，出自《素问·痹论》。证见骨萎弱不能行走，腰背弯曲或关节肿胀。

⑬肾胀：古病名，出自《灵枢·胀论》。证见腹胀满疼痛放射至背部，并伴有腰髀疼痛。

⑭怏怏然：苦闷不乐的样子。

⑮胻（héng）：胫腓骨的总称。

【译文】

肾是元精、元神寄附之处，是人体性命的根本。肾在外开窍于耳，男人用以藏精，女子用来藏阴血，肾与膀胱是表里关系，所属的经脉是足少阴肾经。肾气耗尽，就会活不到其天赋的寿命而早亡。

肾的功能

肾藏精纳气，主管人体内的津液，以其阴制约心火，并通过气化作用将体内多余的水分排出体表，肾阴肾阳在体内相互制约，相互依存，共同维持着人体的生理平衡。如果这一平衡状态被打破，人体就会生病，如人的肾精大虚时，就会出现气喘、不能平卧的现象。

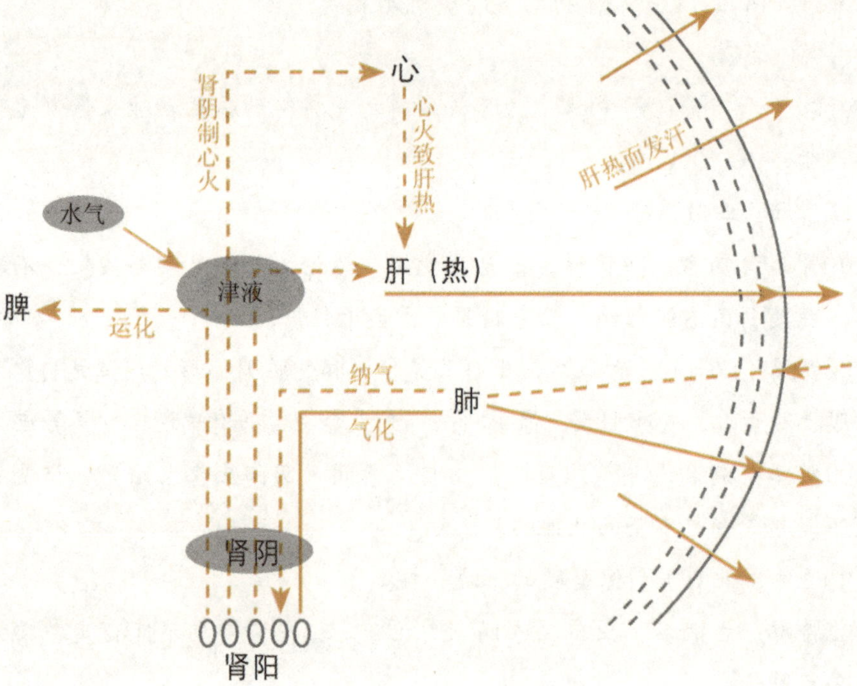

肾气旺盛在冬季。其正常的脉象沉且濡，与此相反就是病脉。如果脉象沉弦坚实，好像以指弹在石上，称作太过，主病在表；如果脉象如同数脉一样，称作不及，主病在里。肾气太过可使人四肢懈怠无力、懒于行动，脊中疼痛而又呼吸微弱；肾气不及可使人感到心如同悬挂着，像饥饿时那样空虚，季胁下清冷，脊柱中疼痛，少腹胀满，小便滑利，颜色赤黄。

另外，肾脉来时持续不断，接连如钩，按之坚实有力，称作肾的平脉。如果脉来如同牵引葛藤，按之特别坚硬，称作肾的病脉。如果脉来如同绳索那样转动，或坚硬像指弹在石上一样，称作肾的死脉。另外，肾脉只是坚硬如石而没有胃气，也会死亡。

患肾水病，可见腹部胀满，脐部肿突，腰部沉重疼痛，小便不利，阴部潮湿，如牛鼻头那样常有汗液渗出，大便困难，周身水肿，面容瘦削，这就是逆寒之证。

肾若有病，则手足逆冷，面红而目黄，小便失禁，骨骼关节很痛，小腹绞痛，气上冲心，其脉本应沉细且滑，如果反见浮大且缓，面色应发黑，反见发黄的，是土来克水，属大逆的证候，必死而不能治。

另外，肾有病见面色发黑，虚弱少气，两耳仿佛聋了一样，精液自出，饮食减少，小便清冷，双膝以下酸冷，脉象沉滑且迟的，仍然可治。

另外，肾脉沉濡且滑的，称作平脉，如果见浮涩且短，是肺金来生肾水，即使有病也易于治疗。如果脉象弦细且长，是肝木来侵肾水，可不治而愈。如果脉象浮大且洪，是心火来侮肾水，不会产生大的危害。

肾有病则腹部膨大，腿肿，喘息咳嗽，身体沉重，睡觉盗汗，恶风。肾气虚则胸中、大腹、小腹俱痛，四肢清冷，患者心情郁郁不乐。

阴邪伤肾，则骨骼疼痛，腰痛上引颈项背脊，这是由于举重物时用力过度，或房事后汗出受风，沐浴时当风，或因长时间站立，肾脏受伤所致。

另外，患者脉来很急的，多患肾痿或癫疾；脉来微急的，易患沉厥、奔豚，下肢弛缓无力。脉来很缓的，多患腰脊折断般疼痛；脉来微缓的，易患食后即泄，完谷不化，进食就呕吐。脉来很大的，易患阳痿；脉来微大的，可患石水，从脐下至小腹，肿硬得像土块一样坚实，如果肿至胃脘的，主死亡而不可治。脉来很小的，则患洞泄；脉来微小的，可患消瘅。脉来很滑的，可患癃闭与癞疝；脉来微滑的，可患骨痿，坐下就不能立起，双目视物昏花。脉来很涩的，则患胸腹壅塞不通；脉来微涩的，可患痔疮，女子患闭经。

另外，患者脉来上坚而实大，是有积气在阴部中和小腹内，病名称作肾痹，是因冷水沐浴后睡卧而得。脉来沉大而坚，或浮且紧，会出现手足骨节肿大，厥冷，阳痿不能勃起，腰背疼痛，小腹肿，心下有水气，胃脘时时胀满或食后即泄，这全是因为沐浴后身上水湿未干就行房事而受病的。

肾气虚就会梦见舟船倾覆淹没人，如果恰逢冬季，就会梦见潜藏在水中，好像要躲避有所畏惧的事，肾气盛实就会梦见腰脊分离而不相连接。厥邪侵袭到肾，可梦见身临高山深谷投到水中。

患肾胀可见腹痛胀满，牵引背部，腰部麻木疼痛，郁闷不乐。

患肾病，大多半夜清爽，日中加重，傍晚安静。

肾生病，则觉口中热，舌干燥，咽部肿，气上逆，咽干及心烦而疼痛，患黄疸、下痢便血、四肢痿软厥冷、腰脊背拘急疼痛，喜欢睡卧，足底发热而疼痛，小腿酸痛。肾病日久不愈，则腿部筋痛，小便不通，两胁胀满，双目失明的会死。

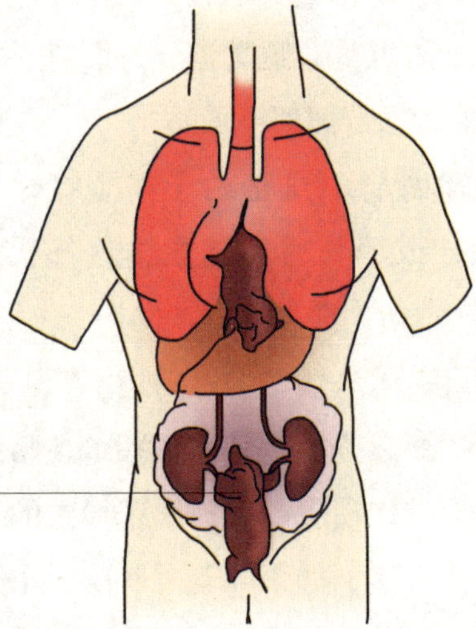

肾脏之积，名奔豚，在小腹与心下之间游走不定。

肾脏之积

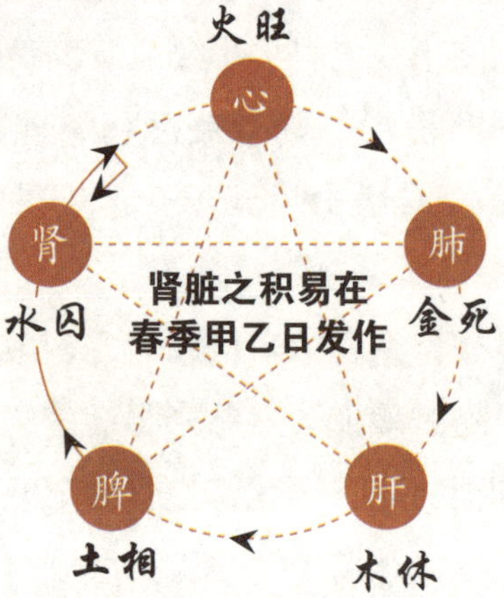

夏季心旺脾相，肾受脾传来之病邪，却无法下传于旺心，故夏季火日易患肾积。

患肾积，可出现腰脊相引而疼痛，饥饿时尤为明显，饱食后痛减，这是因为肾中的寒邪聚集在脐下的缘故。诊断一切积证的大法，就是脉来细软而又沉附于骨。

另外，面色发黑，两目中枯白，是肾气已经内伤，八日内会死。另外，阴缩，小便不能排出，或排出而不畅的，也会死。另外，面色青黄，连及两耳左右，患者大约三十多岁，百日内会死。如果青黄色偏在一侧，一月内即死。

肾实则烦闷，脐下感到沉重；肾热则口干舌燥，小便涩黄；肾寒则阴部和腰背俱痛，面色发黑，两耳发干，呕吐干哕，不进饮食，或呕血。

另外，喉中痰鸣，端坐喘咳，痰中夹血唾出，也属肾虚寒，属肾气将绝的危候。

以上寒、热、虚、实既已明了，只要细心辨治，即可掌握治十痊十的方法了。

邪气侵犯人体不同部位引起的不同梦境

人体各脏腑器官属性和特点不同，邪气入侵不同的部位时，所见的梦境也不同。

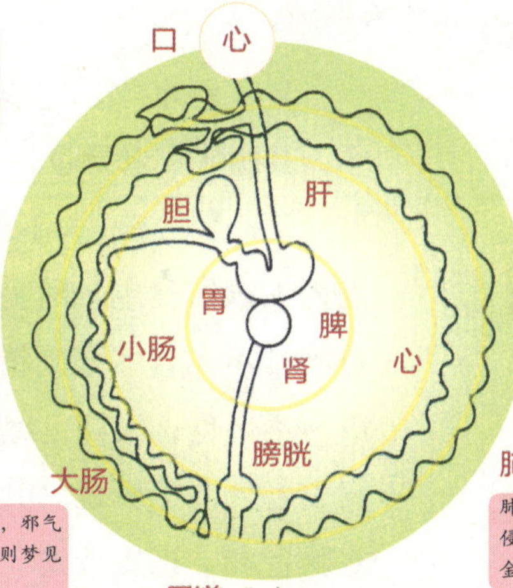

论膀胱虚实寒热生死逆顺脉证之法第三十一

【提要】

本篇论述了膀胱病的虚实、寒热、生死、逆顺的脉象及证候。

【原文】

膀胱者，津液之腑，与肾为表里，号曰水曹掾①，又名玉海②，足太阳是其经也。总通于五腑，所以五腑有疾，即应膀胱；膀胱有疾，即应胞囊③也。

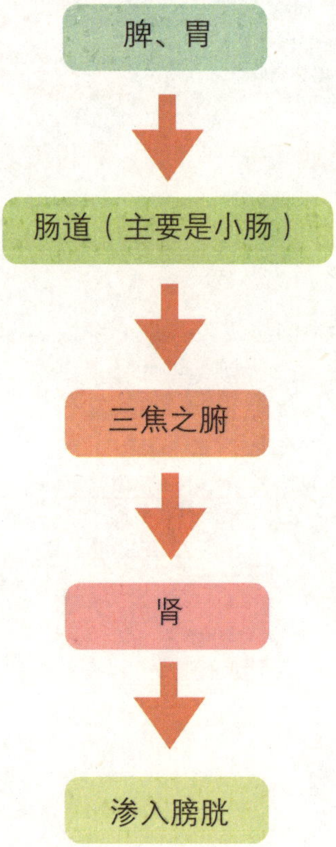

伤热，则小便不利。热入膀胱，则其气急，而苦小便黄涩也。膀胱寒，则小便数而清也。

又，石水④发，则其根在膀胱，四肢瘦小，其腹胀大者是也。

又，膀胱咳⑤久不已，则传入三焦⑥，肠满而不欲饮食也。然上焦主心肺之病，人有热则食不入胃；寒则精神不守，泄利不止，语声不出也；实则上绝于心，气不行也；虚则引起气之于肺也。其三焦之气和，则五脏六腑皆和，逆则皆逆。膀胱中有厥阴气，则梦行不快；满胀，则小便不下，脐下重闷，或肩痛也。

绝，则三日死，死时鸡鸣也。其三焦之论，备云于后。

【注释】

①水曹掾：管水的官吏，比喻膀胱贮存和排泄尿液之功。

②玉海：原系酒器的美称，此处是膀胱的别称

③胞囊：女子之胞宫（子宫），男子之肾囊（阴囊）。

④石水：古病名，水气病的一种，出自《素问·阴阳别论》。证见水肿偏于下腹部，坚硬如石，胁下胀痛，四肢瘦小，但不喘。

⑤膀胱咳：古病名，出自《素问·咳论》。证见咳嗽时伴有小便自排出。

⑥三焦：出自《素问·五脏别论》。人体上、中、下三部和各所属脏腑及其功用的合称。

【译文】

膀胱是六腑之一，储存津液，与肾是表里关系，号称水曹掾，又称作玉海，其所属的经脉是足太阳膀胱经。膀胱之气总通于其他五腑，所以五腑有病，即影响膀胱；膀胱有病，即影响子宫或阴囊。

膀胱伤于热邪，则小便不利。热邪入膀胱，可使膀胱气急，小便黄涩。膀胱有寒，则小便次数增多而尿清。

另外，石水发作，其根源在膀胱。其证可见四肢瘦小、腹部胀大。

另外，患膀胱咳久不愈，病邪就会传入三焦，出现腹胀而不思饮食之证。但上焦主心肺的病，人有热可见进食呕吐，有寒可见精神不能内守，泄利不止，说话不能发出声音。膀胱气实则邪入上焦而心绝，心气就不能运行了；膀胱气虚则引起邪气传到肺，则肺气虚弱。三焦之气和调，可使五脏六腑都和调；三焦之气逆乱，可使五脏六腑都逆乱。膀胱中有厥逆之气，就梦见行走不快，膀胱满胀，小便不利，脐下感到沉重闷胀，或肩背疼痛。

膀胱气绝，三日内会死亡，死时往往正是鸡鸣报晓的时刻。

另外关于三焦的论述，备述在后篇。

论三焦虚实寒热生死逆顺脉证之法第三十二

【提要】

本篇论述了三焦病的虚实、寒热、生死、逆顺的脉象及证候。

【原文】

三焦者，人之三元之气[①]也，号曰中清之腑，总领五脏六腑、荣卫经络、内外左右上下之气也。三焦通，则内外左右上下皆通也。其于周身灌体，和内调外，荣左养右，导上宣下，莫大于此者也。

又名玉海、水道。上则曰三管，中则名霍乱，下则曰走哺[②]。名虽三而归一，有其名而无形者也，亦号曰孤独之腑[③]。而卫出于上，荣出于中。上者，络脉之系也；中者，经脉之系也；下者，水道之系也，亦又属膀胱之宗始。主通阴阳，调虚实。呼吸有病，则苦腹胀气满，小腹坚，溺而不得，便而窘迫也。溢则作水，留则为胀，足太阳[④]是其经也。

又，上焦实热则额汗出而身无汗，能食而气不利，舌干，口焦，咽闭之类，腹胀，时时胁肋痛也。寒则不入食，吐酸水，胸背引痛，嗌干，津不纳也。实则食已还出，膨膨然不乐。虚则不能制下，遗便溺而头面肿也。

中焦实热，则上下不通，腹胀而喘咳，下气不上，上气不下，关格而不通也。寒则下痢不止，食饮不消而中满也。虚则肠鸣鼓胀也。

下焦实热，则小便不通，而大便难，苦重痛也，虚寒则大小便泄下而不止。

三焦之气和，则内外和；逆则内外逆。故云：三焦者，人之三元之气也，宜修养矣！

营气即营养全身之气，必须不断循行于人体才能保证生命的持续。营气的循行与经气在人体的循行一样，也是一昼夜50个周次，且日行于阳，夜行于阴。

营气的循行

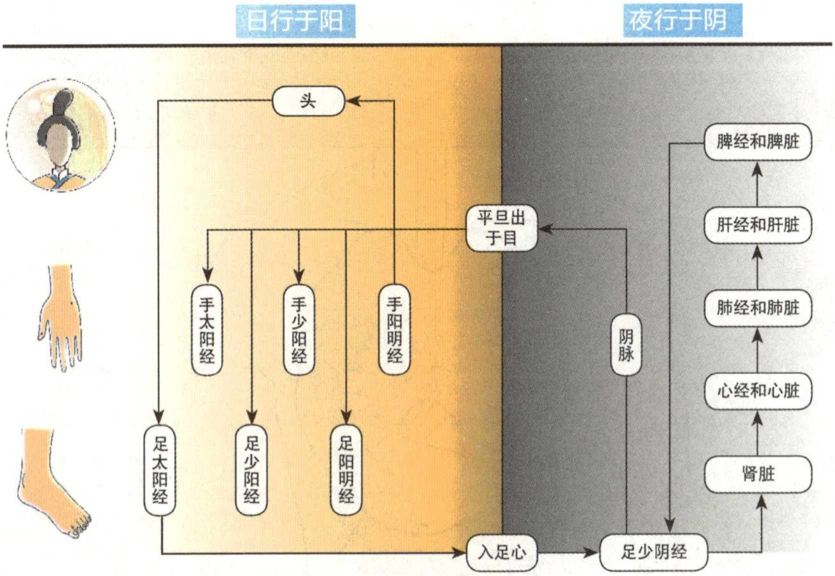

【注释】

①三元之气：人的元气可分为上、中、下三元，三焦主持诸气，所以称其为人的三元之气，亦有释为宗气、荣气、卫气。

②三管、霍乱、走哺：用病证名借代作上焦、中焦、下焦。三管，是胃气未定、汗出、食先吐、短气不续、语声不出等上焦病证；霍乱，是上下隔绝、腹痛、洞泄、呕逆等中焦病证；走哺，是大小便不通等下焦病证。

③孤独之腑：出自《灵枢·本输》。因三焦所具有的功能甚广，而且与五脏不相配属，故称。

④足太阳：当作“手少阳”。

【译文】

三焦号称中清之腑，藏有三焦之气，即人的三元。总领人的五脏六腑、营卫经络、内外左右上下之气。三焦之气通调，就使内外、左右、上下都通。至于周流全身，灌溉机体，对内安和脏腑，对外调适营卫，营养左右肢体，宣导上下气机等，其对人体的作用没有比它更大的了。

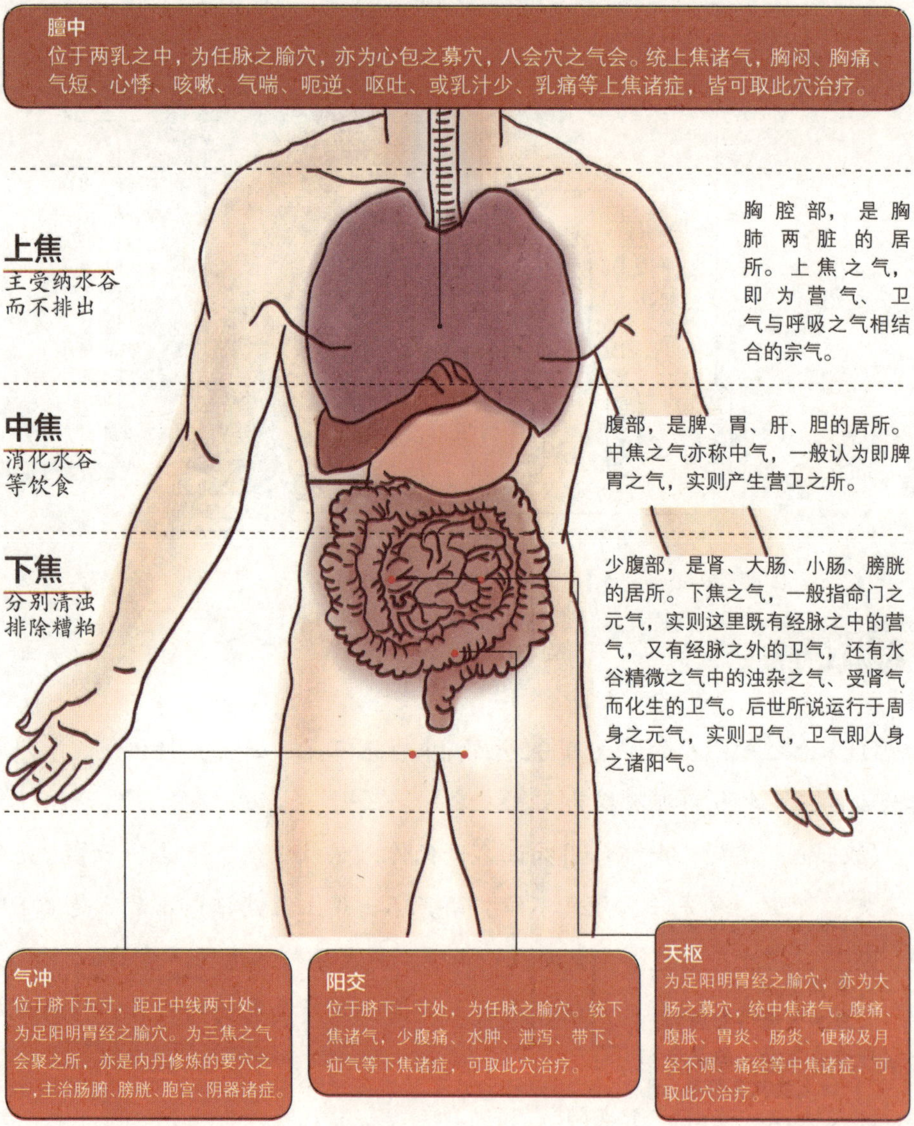

膻中
位于两乳之中，为任脉之腧穴，亦为心包之募穴，八会穴之气会。统上焦诸气，胸闷、胸痛、气短、心悸、咳嗽、气喘、呃逆、呕吐、或乳汁少、乳痛等上焦诸症，皆可取此穴治疗。
上焦
主受纳水谷而不排出
胸腔部，是胸肺两脏的居所。上焦之气，即为营气、卫气与呼吸之气相结合的宗气。
中焦
消化水谷等饮食
腹部，是脾、胃、肝、胆的居所。中焦之气亦称中气，一般认为即脾胃之气，实则产生营卫之所。
下焦
分别清浊排除糟粕
少腹部，是肾、大肠、小肠、膀胱的居所。下焦之气，一般指命门之元气，实则这里既有经脉之中的营气，又有经脉之外的卫气，还有水谷精微之气中的浊杂之气、受肾气而化生的卫气。后世所说运行于周身之元气，实则卫气，卫气即人身之诸阳气。
气冲
位于脐下五寸，距正中线两寸处，为足阳明胃经之腧穴。为三焦之气会聚之所，亦是内丹修炼的要穴之一，主治肠腑、膀胱、胞宫、阴器诸症。
阳交
位于脐下一寸处，为任脉之腧穴。统下焦诸气，少腹痛、水肿、泄泻、带下、疝气等下焦诸症，可取此穴治疗。
天枢
为足阳明胃经之腧穴，亦为大肠之募穴，统中焦诸气。腹痛、腹胀、胃炎、肠炎、便秘及月经不调、痛经等中焦诸症，可取此穴治疗。

三焦又称玉海、水道。上焦又称作三管，中焦又称作霍乱，下焦又称作走哺，名称虽然分为三个，实际上归总是一腑，三焦只有名称却没有它具体形状，所以也称作孤独之腑。而卫气出于上焦，营气出于中焦。上焦属络脉之系，中焦属经脉之系，下焦属水道之系，所以也是膀胱之气的本源。三焦主通阴阳，调虚实。如上焦主司呼吸的肺有病，既可使中焦腹胀气满，又可使下焦小腹坚实，有尿意而又无尿排出，有便意而又排便窘迫。于是，体内的水液外溢就发为水肿，滞留在体内就成为胀满。其所属的经脉是手少阳三焦经。

另外，上焦实热则额上出汗但身上无汗，能进饮食但感到气胀脘闷不舒，口舌干燥，咽中闭塞，腹胀、胁肋时时疼痛。上焦寒则不能进食，吐酸水，胸背相引而痛，咽干，这是因为津液不能收藏的缘故。上焦实则食后即吐，腹部鼓鼓胀胀不舒适。上焦虚就不能制约下焦，出现大小失禁，头面发肿。

中焦实热则上下气机就不能通调，腹胀、喘咳、上气不能接下气，上下闭阻格拒不通。中焦寒则下痢不止，饮食不能消化而致中满，中焦虚就见肠鸣，腹部鼓胀。

下焦实热则小便不通，大便困难，便时疼痛。下焦虚寒则大小便泄下不止。

三焦之气和调则内外和调，三焦之气逆乱则内外逆乱，所以说：三焦是人身的三元之气，应当注意滋养。

论痹第三十三

【提要】

本篇论述了痹症的病因、病机、分类及症状。

【原文】

痹者，风寒暑湿之气中于人脏腑之为也。入腑，则病浅易治；入脏，则病深难治。而有风痹①，有寒痹②，有湿痹③，有热痹④，有气痹⑤，而又有筋、肉、血、脉、气之五痹也。大凡风寒暑湿之邪入于肝，则名筋痹⑥；入于肾，则名骨痹⑦；入于心，则名血痹⑧；入于脾，则名肉痹⑨；入于肺，则名气痹⑩。感病则同，其治乃异。

痹者，闭也。五脏六腑感于邪气，乱于真气，闭而不仁，故曰痹。

病或痛或痒，或淋或急，或缓而不能收持，或拳而不能舒张，或行立艰难，或言语謇涩，或半身不遂，或四肢拳缩，或口眼偏邪，或手足欹⑪侧，或能行步而不能言语，或能言语而不能行步，或左偏枯，或右壅滞，或上不通于下，或下不通于上，或大腑闭塞（一作小便秘涩），或左右手疼痛，或得疾而即死，或感邪而未亡，或喘满而不寐，或昏冒而不醒，种种诸症，皆出于痹也。

痹者，风寒暑湿之气中于人，则使之然也。其于脉候，形证、治疗之法，亦各不同焉。

【注释】

①风痹：病证名，出自《素问·痹论》，又称行痹、走注。肢体关节、肌肉酸痛，上下左右关节游走不定，但以上肢为多见，以寒痛为多，亦可轻微热痛，或见恶风寒，舌苔薄白或薄腻，脉多浮或浮紧。

②寒痹：病证名，出自《灵枢·寿夭刚柔》，又称痛痹。症见肢体关节疼痛较剧，甚至关节不可屈伸，遇冷痛甚，得热则减，痛处多固定，亦可游走，皮色不红，触之不热，苔薄白，脉弦紧。

③湿痹：病证名，出自《金匮要略·痉湿暍病脉证治》，又名着痹、著痹、中湿。症见肢体关节疼痛重着、酸楚，或有肿胀，痛有定处，肌肤麻木，手足困重，活动不便，苔白腻，脉濡缓。

疾病的发展与治疗

痹病的发展都是由体表向体内扩展，发现得越早越容易治疗，如果等到疾病发展到骨髓再求医，即使神仙也无能为力了。

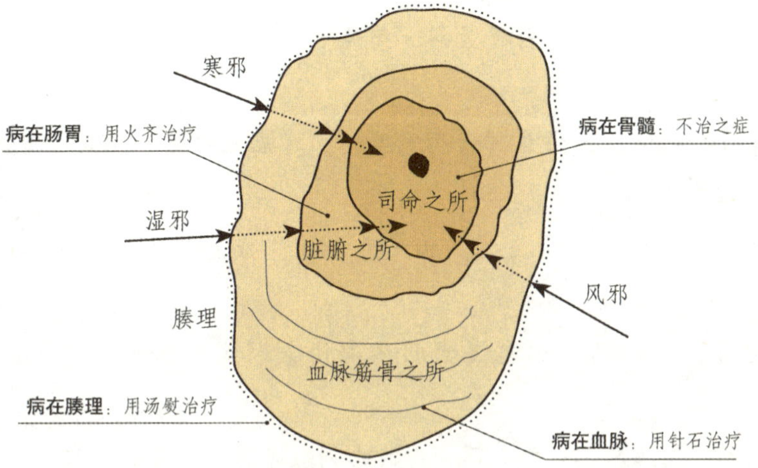

营气、卫气与麻痹

麻痹的出现与营卫之气运行失调有关，而营卫失调又是由于邪气的入侵，所以最好的解决办法是泻去体内的邪气。

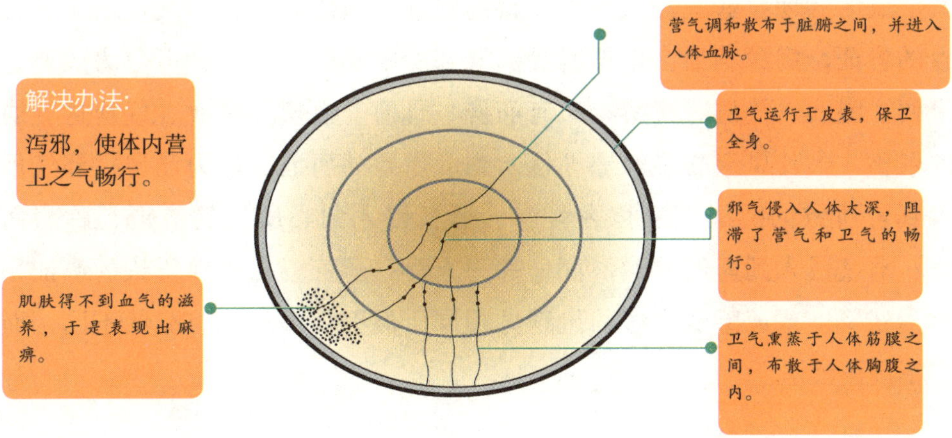

④热痹：病证名。出自《素问·四时刺逆从论》。症见肢体关节疼痛，痛处掀红灼热，肿胀疼痛剧烈，得冷则舒，筋脉拘急，日轻夜重，多兼有发热，口渴，烦闷不安，舌质红，苔黄腻或黄燥，脉滑数。

⑤气痹：病证名，出自本篇。症见气留于上则胸腹闷而不能食，气注于下则腰脚重而不能行，并可伴有麻木不仁或偏瘫等。

⑥筋痹：病证名，出自《素问·痹论》。症见筋脉拘挛，关节疼痛，不能行走。

⑦骨痹：病证名，出自《素问·痹论》。症见骨痛、身重、有麻痹感、四肢沉重难举。

⑧血痹：病证名，出自《灵枢·九针》。症见肢体麻木不仁，或肢节疼痛。

⑨肉痹：病证名，出自《素问·痹论》，又称肌痹。症见全身肌肉疼痛。

⑩气痹：病证名，出自本篇。由情志刺激等因素引发的痹证。

⑪敧（qī）：倾斜，歪向一边。

【译文】

痹证是由于风、寒、暑、湿等外邪侵袭人体，伤害到人的五脏六腑所形成的病证。邪气侵入六腑所致的痹证，病浅易治；邪气侵入五脏所致的痹证，病深难治。根据所受邪气和所中脏腑的不同，可分为风痹、寒痹、湿痹、热痹、气痹，又有筋痹、骨痹、血痹、肉痹、气痹这五痹的名称。大凡风寒暑湿的邪气侵入到肝所致的痹证，称为筋痹；邪气侵入到肾所致的痹证，病称为骨痹；邪气侵入到心所致的痹证，称为血痹；邪气侵入到脾所致的痹证，称为肉痹；邪气侵入到肺所致的痹证，称为气痹。痹证感邪受病的机理虽相同，但因受害部位与症状不同，而有不同的治法。

四时痹病的发生

痹病是由于外邪入侵所致，它们在不同季节侵入人体的皮毛、血脉、肉、筋、骨等不同部位，引起不同部位发生痹病。

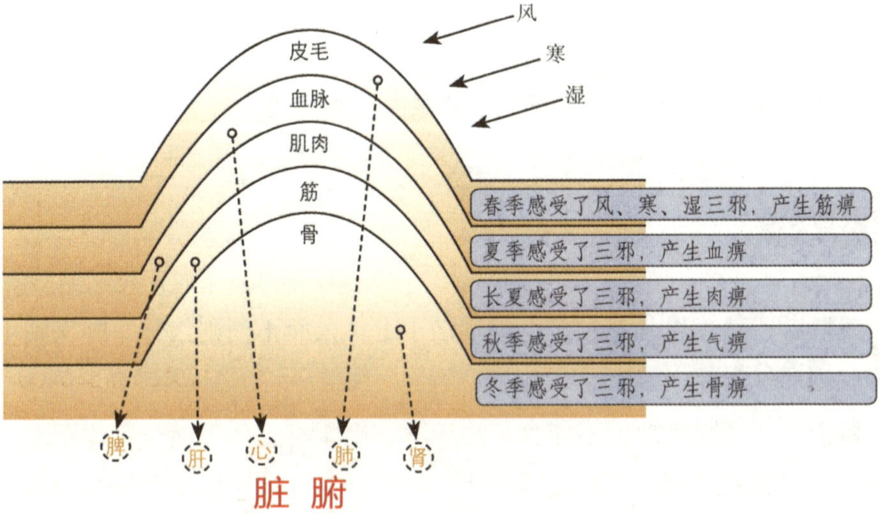

痹的本义，就是闭塞。五脏六腑被邪气所伤，而使真气逆乱，闭而不畅，故称为痹证。

痹证的症状，肢体有的痛，有的痒，有的小便淋沥，有的大便急迫，有的四肢弛缓不能收持，有的手足拘急不能舒展，有的行走站立艰难，有的语言不利，有的半身不遂，有的四肢挛缩，有的口眼歪斜，有的手足偏拐，有的只能行走但不能言语，有的只能言语但不能行走，有的左侧偏枯，有的右侧肿胀，有的上不通于下而下半身瘫痪，有的下不通于上而上半身麻木，有的大小便秘塞，有的左右手疼痛，有的得病就立即死去，有的受邪却没有死亡，有的气喘满闷而不能安卧，有的昏昏沉沉而不能醒觉，以上的各种症状，都是因为痹。

痹证是人被风寒暑湿的邪气所中伤，于是就使人产生了上述的证候，其各种痹证的脉象、形证、治法各不相同。

论气痹第三十四

【提要】

本篇论述了气痹的病因、证候、脉象及防治方法。

【原文】

气痹者，愁忧思喜怒过多，则气结于上，久而不消则伤肺，肺伤则生气渐衰，则邪气愈胜。

留于上，则胸腹痹而不能食；注于下，则腰脚重而不能行；攻于左，则左不遂；冲于右，则右不仁；贯于舌，则不能言；遗于肠中，则不能溺。壅而不散则痛，流而不聚则麻。真经既损，难以医治。邪气不胜，易为痊愈。其脉，右手寸口沉而迟涩者是也。宜节忧思以养气，慎（一作绝）喜怒以全真，此最为良法也。

【译文】

气痹的形成，多因忧愁、思虑、喜怒太过，邪气结聚在人身的上部，结聚的邪气日久不消散就会损伤肺，肺受损伤就使正气渐渐衰败而邪气愈来愈强盛。

邪气滞留在上部，则胸腹气机闭阻而不能进食；移注到下部，可见腰腿沉重而不能行走；邪气攻到左侧，可导致左侧肢体不遂；邪气攻到右侧，可导致右侧肢体麻木不仁；邪气贯行到舌部，可导致不能言语；邪气遗留到肠中，可导致小便不利。邪气壅塞而不消散可使人疼痛，流窜而不聚敛可使人发麻。如果真气、经脉本身已经损伤，就难以医治；如果正气充足邪气尚不强盛，就容易痊愈。气痹患者的脉象，表现为右手寸口沉而又迟涩。平时宜节制忧悲、思虑来调养正气，注意不过于大喜大怒来保全真元，这是预防气痹发生的最好方法。

论血痹第三十五

【提要】

本篇论述了血痹的病因、证候、脉象及防治方法。

【原文】

血痹者，饮酒过多，怀①热太盛，或寒折于经络，或湿犯于荣卫，因而血抟②，遂成其咎③，故使人血不能荣于外，气不能养于内，内外已失，渐渐消削。

左先枯，则右不能举；右先枯，则左不能伸；上先枯，则上不能制于下；下先枯，则下不能克于上；中先枯，则不能通疏。百证千状，皆失血也。其脉，左手寸口脉结④而不流利，或如断绝者是也。

【注释】

①怀：藏。

②抟（tuán）：结聚。

③咎（jiù）：疾病。

④结：结脉。脉象名，出自《脉经》。指以脉来迟缓、时而一止、止无定数为特征的脉象，多主阴寒气结、寒痰瘀血、积聚癥瘕等病证。

【译文】

血痹是由于饮酒过多，体内积藏的热邪太盛，或者由于寒邪侵害经络，或者由于湿邪侵害营卫，因而血气相互结聚，于是就形成了这种疾病。所以，血痹使人血不能荣于外，正气不能营养于内，内外气血完全脱失，人体就渐渐消瘦。

如果左侧的血先干枯，则右侧的肢体不能上举；如果右侧的血先干枯，则左侧的肢体不能伸展。上部的血先干枯，上部就不能制约下部；下部的血先干枯，下部就不能克制上部。中间的血先干枯，上下左右的气机就不能通调疏导。这千百种证候和病状，都是因为失血产生。血痹患者的脉象，表现为左手寸口脉结而不流利，或者如同要断绝一样。

论肉痹第三十六

【提要】

本篇论述了肉痹的病因、证候、脉象及防治方法。

【原文】

肉痹者，饮食不节，膏粱肥美之所为也。脾者肉之本，脾气已失则肉不荣，肉不荣则肌肤不滑泽，肌肉不滑泽则腠理[①]疏，则风寒暑湿之邪易为入，故久不治则为肉痹也。

肉痹之状，其先能食而不能充[②]悦，四肢缓而不收持者是也。其右关脉举按皆无力，而往来涩者是也。宜节饮食以调其脏，常起居以安其脾，然后依经补泻，以求其愈尔。

【注释】

①腠理：中医术语，出自《素问·阴阳应象大论》。其泛指皮肤、肌肉间隙以及皮肤、肌肉等的纹理。

②充：濡养。

【译文】

肉痹是由于饮食不节，多食肥甘厚味的食物所造成的。脾是营养肌肉的本源，脾气虚衰就使肌肉不能荣盛，肌肉不荣盛就使肌肤不润泽，肌肤不润泽就使腠理疏松，于是风、寒、暑、湿的邪气就容易侵入，所以日久不去就形成了肉痹。

肉痹的症状，虽然能够进食，但不能化生精微濡养肌肉肢体，以致四肢渐渐弛缓而不能收持。肉痹患者的脉象，表现为右关脉轻取重按都无力，而且往来都是涩脉。肉痹患者，应当节制饮食，调养脏腑，起居作息正常，安和脾气，然后依照经脉次序，或补或泻，求得痊愈。

论筋痹第三十七

【提要】

本篇论述了筋痹的病因、证候、脉象及防治方法。

【原文】

筋痹者，由怒叫无时，行步奔急，淫邪伤肝，肝失其气，因而寒热所客，久而不去，流入筋会[①]，则使人筋急而不能行步舒缓也，故曰筋痹。

宜活血以补肝，温气以养肾，然后服饵汤丸。治得其宜，即疾瘳[②]已，不然则害人矣。其脉，左关中弦急而数，浮沉有力者是也。

【注释】

①筋会：穴位名，出自《难经·十五难》。即阳陵泉穴，为胆经合穴。属足少阳胆经，位于小腿外侧，腓骨小头前下缘，当腓骨长肌和趾总伸肌之间的凹陷处。主治头面肿，胁肋痛，半身不遂，膝骰内外廉不仁。

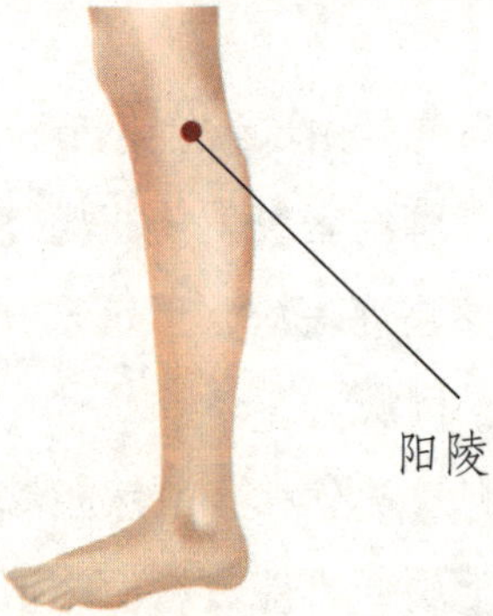

②瘳（chōu）：病愈。

【译文】

筋痹多由于时时愤怒喊叫，行走急促，淫乱邪念等伤害肝脏，肝气受到损伤，从而被寒热之邪所侵袭，病邪日久而不能除去，就会流入筋脉所汇聚的阳陵泉穴，于是使人筋脉拘急，不能自如舒缓地行走，所以称为筋痹。

治疗筋痹宜用养血活血的方法来补肝，用温阳补气的方法来养肾，然后服食养血荣筋之类的汤药或丸药。如果治疗适宜，就能使疾病痊愈，不然就伤害人体了。筋痹患者的脉象，表现为左关中弦急且数，或轻取重按都有力。

论骨痹第三十八

【提要】

本篇论述了骨痹的病因、证候、脉象及防治方法。

【原文】

骨痹者，乃嗜欲不节，伤于肾也。

肾气内消①，则不能关禁；不能关禁，则中上②俱乱；中上俱乱，则三焦之气痞而不通；三焦痞而饮食不糟粕③；饮食不糟粕，则精气日衰；精气日衰，则邪气妄入；邪气妄入，则上冲心舌；上冲心舌，则为不语。中犯脾胃，则为不充；下流腰膝，则为不遂；傍攻四肢，则为不仁。寒在中则脉迟，热在中则脉数，风在中则脉浮，湿在中则脉濡，虚在中则脉滑。其证不一，要在详明，治疗法列于后章。

【注释】

①内消：此指肾气因房事过多而暗暗消耗。

②中上：指中焦的脾与上焦的心。

③不糟粕：不能分别精华糟粕，即不能消化吸收。

【译文】

骨痹的形成，就是因为嗜欲无度，不能节制，使肾气受到伤损所致。

肾气在体内暗暗消耗，肾精就不能闭藏；肾精不能闭藏，则心脾气机都会逆乱；心脾气机逆乱，三焦之气就阻塞不通；三焦不通就导致饮食不能消化吸收；饮食不能消化吸收，就使精气日渐衰败；精气日渐衰败，邪气就肆行侵入；邪气侵入，就上冲心舌；邪气上冲心舌，就导致不能言语；邪气中犯脾胃，就导致中气不足；邪气下注腰膝，就导致腰腿不遂；邪气旁攻四肢，就导致麻木不仁。

骨痹患者的脉象，寒邪侵入骨中则脉迟，热邪侵入骨中则脉数，风邪侵入骨中则脉浮，湿邪侵入骨中则脉濡，虚邪侵入骨中则脉滑。各种邪气所致的证候不同，关键在于详察明辨。治疗方法见于后文。

论治中风偏枯之法第三十九

【提要】

本篇论述了中风偏枯的脉象、证候及治法。

【原文】

人病中风偏枯，其脉数，而面干黑黧，手足不遂，语言謇涩，治之奈何？在上则吐之，在中则泻之，在下则补之，在外则发之，在内则温之，按之，熨之也。

吐，谓出其涎也；泻，谓通其塞也；补，调益其不足也；发，谓发其汗也；温，谓驱其湿也；按，谓散其气也；熨，谓助其阳也。

治之各合其宜，安可一揆[①]？在求其本。脉浮则发之，脉滑则吐之，脉伏而涩则泻之，脉紧则温之，脉迟则熨之，脉闭则按之。要察其可否，故不可一揆而治者也。

毫针的双手进针方法

根据两手相互协调的程度，可以将毫针的进针法分为以下几种：

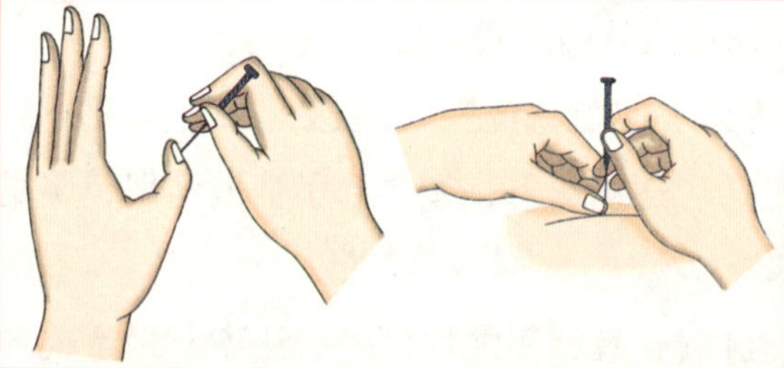

爪切法

以左手拇指或食指之指甲掐切于穴位上，右手持针将针紧靠左手指甲缘刺入皮下的手法。

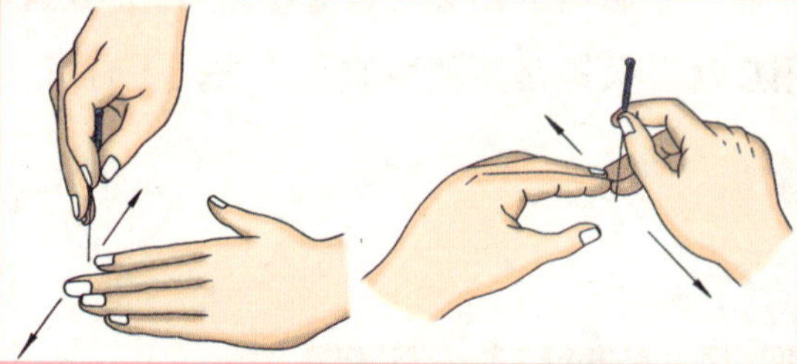

舒张法

左手将要针刺的穴位处皮肤撑开，右手持针，让针尖从撑开皮肤的指尖刺入皮下。行针时，左手食中两指可夹持针身，以免弯曲。

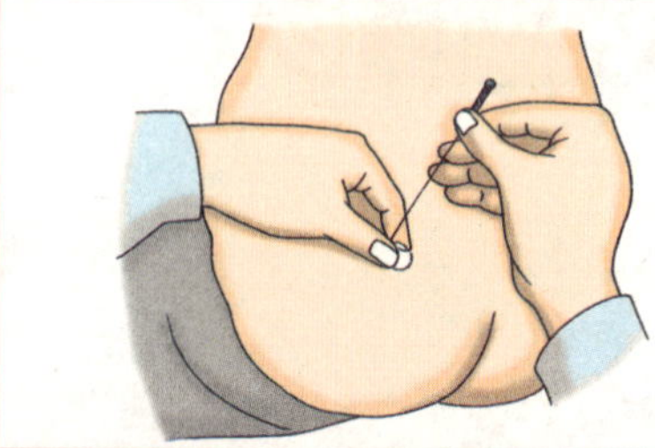

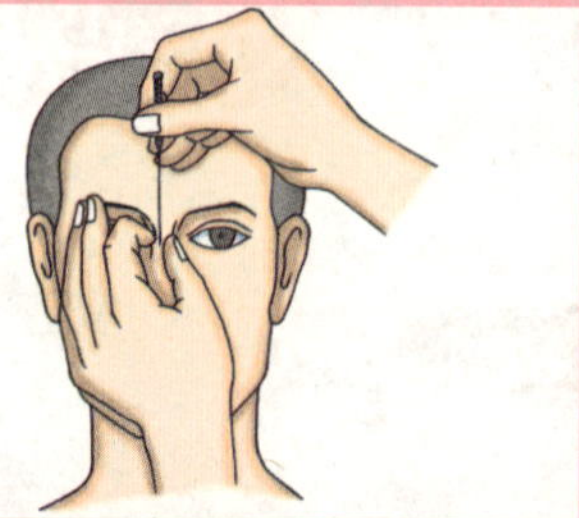

夹持法

左手拇食两指用消毒棉球捏住针身下段，露出针尖，右手拇食指执持针柄，将针尖对准穴位刺入。

提捏法

用左手拇食两指将腧穴部位的皮肤捏起，右手持针从捏起部的上端刺入。此法主要用于皮肉浅薄的穴位，特别是面部腧穴的进针。

【注释】

①一揆（kuí）：同一法度。

【译文】

人患中风偏枯的病，见患者脉数，面部干枯黧黑，手足不遂，语言不利，怎样医治这种病呢？如果病在上就用吐法，病在中就用泻法，病在下就用补法，病在表就用发散法，病在内就用温法、按法、熨法。

吐是为了排出涎痰，泻是为了使阻塞的气机通达，补是为了补益其不足，发是为了发散病邪，温是为了逐出湿邪，按是为了消散结聚，熨是为了助益机体的阳气。

治疗疾病的各种方法要与脉候合宜，不能用同一的法度，最重要的是探索疾病的根本。脉浮可用发汗之法，脉滑可用吐法，脉伏且涩用泻法，脉紧用温法，脉迟用熨法，脉结用按法。关键是察明脉候与治法是否合宜，所以不能用同一法度来治疗疾病。

论五丁状候第四十

【提要】

本篇论述了五种疔疮的成因、症状及预后。

【原文】

五丁[①]者，皆由喜怒忧思，冲寒冒热，恣饮醇酒，多嗜甘肥毒鱼酢[②]酱，色欲过度之所为也。畜其毒邪，浸渍脏腑，久不摅[3]散，始变为丁。

其名有五：一曰白丁，二曰赤丁，三曰黄丁，四曰黑丁，五曰青丁。

白丁者，起于右鼻下，初起如粟米，根[4]赤头[5]白。或顽麻[6]，或痛痒，使人憎寒、头重，状若伤寒。不欲食，胸膈满闷。喘促昏冒者死，未者可治。此疾不过五日，祸必至矣，宜急治之。

赤丁在舌下，根头俱赤。发，痛，舌本硬，不能言，多惊，烦闷，恍惚，多渴，引（一作饮）水不休，小便不通。发狂者死，未者可治。此疾不过七日，祸必至也，不可治矣。大人小儿皆能患也。

黄丁者，起于唇齿龈边，其色黄，中有黄水。发，则令人多（一作能）食而还（一作复）出，手足麻木。涎出不止，腹胀而烦。多睡不寐者死，未者可治。

黑丁者，起于耳前，状如瘢痕，其色黑，长减不定。使人牙关急，腰脊脚膝不仁，不然即痛。亦不出三岁，祸必至矣，不可治也，此由肾气渐绝故也，宜慎欲事。

青丁者，起于目下，始如瘤瘢，其色青，硬如石。使人目昏昏然无所见，多恐，悸惕，睡不安宁。久不已，则令人目盲或脱精。有此则不出一年，祸必至矣。

白丁者，其根在肺；赤丁者，其根在心；黄丁者，其根在脾；黑丁者，其根在肾；青丁者，其根在肝。五丁之候（一作疾），最为巨疾（一作病），不可不察也。治疗之法，一一如左[7]。

【注释】

①丁：通疔。

②酢（cù）：酸味。

③摅（shū）：抒发。

④根：指疔的底部，附着于肌肤。

⑤头：指疔的顶部，显露于肌肤之上。

⑥顽麻：麻木不仁。

⑦一一如左：此下脱治五丁方。据原夹注所云，则附方为下卷末之“治白丁憎寒喘急昏冒方、取白丁方、治赤丁方、取赤丁方、治黄丁方、取黄丁方、治黑丁方、治青丁方”八方。

【译文】

患疔疮，多是由于喜怒忧思过度，感受寒热邪气太重，恣意豪饮美酒，极好进食肥甘厚味或毒鱼醋酱，及色欲过度等所造成的。体内蓄积的毒邪，渐渐浸渍脏腑，日久没有抒发消散，才发作成为疔疮。

疔疮的名称有五种：白疔、赤疔、黄疔、黑疔和青疔。

白疔大多起于鼻翼的右侧下，初起时好像米粒大小，底部红色，顶部白色，或感麻木，或感痛痒，病发时使人恶寒、头痛，症状好像感冒初期一样，不思饮食，胸膈胀闷。如果发生喘息气促，昏昏沉沉的会死，没有出现这一症状的可治。此病比较危急，发作不超过五日就会灾祸降临，应当尽快医治。

赤疔多生在舌下，底部和顶部都发红。发作时疼痛，舌根发硬，不能言语，多感惊悸，烦闷，神志恍惚，口渴饮水不止，小便不通。如果发狂的会死，没有发狂的可治。赤疔发作不超过七日，灾祸必然降临，那就不可治了，大人小儿都能患这种病。

黄疔起于唇边、齿边、龈边，它的颜色发黄，疔中有黄水；发作时使人能够大量进食但即呕出，涎流淌不止，腹胀而又心烦，手足麻木。如果想睡但不能入睡的会死，没有出现这一症状的可医治。

黑疔多起于耳前，颜色发黑，形状像瘢痕一样，这黑色或加深或减退没有一定。病发则使人牙关紧急，腰、脊、脚、膝都麻木不仁或疼痛。不超过三年，灾祸必然降临，就不可治疗了。这是因为肾气渐渐衰败丧失的缘故，应当谨慎对待，尤其节制房事。

青疔多起于眼眶下，开始时好像瘿瘤或瘢痕，颜色发青，坚硬如石块，使人双目昏暗，多惊悸恐惧，睡不安宁。如果日久不愈，就使人目盲或脱睛。有这些症状的不超过一年，灾祸必然降临。

白疔产生的根源在肺；赤疔产生的根源在心；黄疔产生的根源在脾；黑疔产生的根源在肾；青疔产生的根源在肝。这五种疔疮是最为危急之病，不可不仔细观察辨识。治疗方法，一一列述在后面。

论痈疽疮肿第四十一

【提要】

本篇论述了痈疽疮肿的病因病机，及寒热、虚实、生死、逆顺的脉象及证候。

【原文】

夫痈疽疮肿之所作也，皆五脏六腑畜毒不流则生（本作皆有）矣，非独因荣卫壅塞而发者也。

其行也有处，其主也有归，假令发于喉舌者，心之毒也；发于皮毛者，肺之毒也；发于肌肉者，脾之毒也；发于骨髓者，肾之毒也（缺肝毒）；发于下者，阴中之毒也；发于上者，阳中之毒也；发于外者，六腑之毒也；发于内者，五脏之毒也。

故内曰坏，外曰溃，上曰从，下曰逆。发于上者得之速，发于下者得之缓，感于六腑则易治，感于五脏则难瘳也。

患痈疽难以治愈的部位

内经认为，人患痈疽必死有四个重要部位：伏兔、小腿肚子、背、五脏腧。后世医家对此又有补充，认为脑、须、鬓、颐，亦为痈疽必死之处。

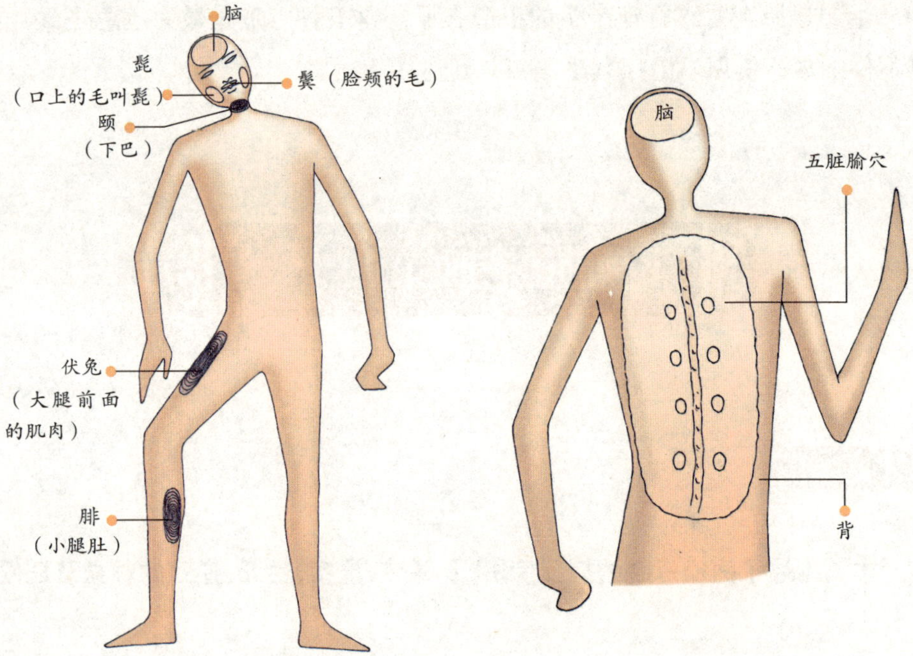

又，近骨者多冷，近虚[1]者多热。近骨者，久不愈则化血成蛊[2]；近虚者，久不愈则传气成漏[3]。成蛊则多痒而少痛，或先痒后痛；成漏则多痛而少痒，或不痛，或不痒。内虚外实者，多痒而少痛；外虚内实者，多痛而少痒。血不止者，则多死；脓疾溃者，则多生。或吐逆无度，饮食不时，皆痈疽之使然也。

种候万一（一作多），端要凭详。治疗之法，列在后篇。

【注释】

①虚：疑为“肤”字之误。

②蛊：此指因痈疽血瘀肉腐所生的蛆虫。

③漏：通瘘，因痈疽不收口而形成的瘘管。

【译文】

痈疽疮肿之所以发作，是因为五脏六腑存留的毒邪没有疏散而致，并不单单是因为营卫之气壅塞而发生。

痈疽疮肿的发作有一定的部位，也有一定的归属。假如痈疽疮肿发生在喉舌，为心所蓄积的毒邪；发生在皮肤毛发，为肺所蓄积的毒邪；发生在肌肉，为脾所蓄积的毒邪；发生在骨髓，为肾所蓄积的毒邪；发生在下部，是属阴的毒邪；发生在上部，是属阳的毒邪；发生在外，属六腑所蓄积的毒邪；发生在内，属五脏所蓄积的毒邪。

痈和疽的区别

痈和疽都是感染毒邪而生的疮，发生于体表，但是它们之间又有区别。

痈	疽
阳证	阴证
初病急暴	初病缓慢
皮肉之间	筋骨之间
红，表皮发红	白色，皮色不变
高肿根束	漫肿或无根
疼痛剧烈	疼痛不痛或微痛
灼热	不热或微热
脓液稠黏	脓液稀薄
易消易溃易敛	难消难溃难敛
预后良好	预后较差

因此，在内就称为坏，在外就称为溃，在上部就称为顺证，在下部就称为逆证。发生在上部的起病迅速，发生在下部的病势缓慢，从六腑受邪发病的就容易医治，从五脏受邪发病的就难以痊愈。

另外，痈疽疮肿发生在接近骨的地方大多属冷，发生在接近皮肤的地方大多属热。接近骨骼的，日久不愈就会化血变成蛆虫；接近皮肤的，日久不愈就会传气变成瘘管。变成蛆虫后就多瘙痒少疼痛，或者先痒后痛；变成瘘管后就多疼痛少瘙痒，或不疼痛，或不瘙痒。内虚外实的，多瘙痒少疼痛；外虚内实的，多疼痛少瘙痒。血出不止的，大多会死；脓肿溃破的，大多可生。有的还呕吐呃逆不止，饮食失常，这些都是痈疽疮肿造成的。

痈疽疮肿的种类与证候只列举了万分之一，审证的要领在于详细诊察。治疗之法，列述在后篇。

论脚弱状候不同第四十二

【提要】

本篇论述了脚气与气脚的名称、病机、证候及治法之异。

【原文】

人之病脚气与气脚之为异，何也？谓人之喜怒忧思，寒热邪毒之气，自内而注入于脚，则名气脚也；风寒暑湿邪毒之气，从外而入于脚膝，渐传于内，则名脚气也。然内外皆以邪夺正，故使人病形颇相类例。其于治疗，亦有上下先后也，故分别其目①。若一揆而不察其由，则无理致其瘳也。

夫喜怒忧思、寒热邪毒之气，流入肢节，或注于脚膝，其状类诸风，历节，偏枯，痈肿之证。但入于脚膝，则谓之气脚也。若从外而入于足，从足而入脏者，乃谓之脚气也。气脚者，先治内而次治外；脚气者，先治外而次治内。实者利之，虚者益之。

足底保健

脚底不同部位与脏腑有一定的对应关系，了解这些对应关系并经常按摩脚底，对脏腑的保健有很好的效果。

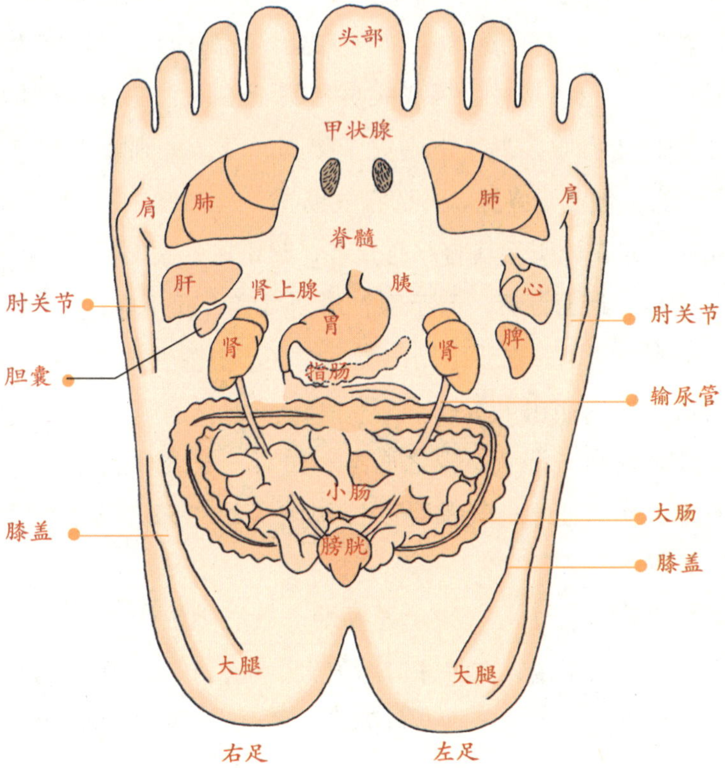

又，人之病脚气多者何也？谓人之心肺二经起于手，脾肾肝三经起于足。手则清邪[2]中之，足则浊邪[3]中之。人身之苦者手足耳，而足则最重艰苦，故风寒暑湿之气多中于足，以此脚气之病多也。然而得之病者，从渐而生疾，但始萌而不悟，悟亦不晓。医家不为脚气，将为别疾。治疗不明，因循至大。身居危地，本从微起，浸[4]成巨候，流入脏腑，伤于四肢、头项、腹背也。而疾未甚，终不能知觉也。特因他而作，或如伤寒，或如中暑，或腹背疼痛，或肢节不仁，或语言错乱，或精神昏昧，或时喘乏，或暴盲聋，或饮食不入，或脏腑不通，或挛急不遂，或舒缓不收，或口眼牵搐，或手足颤掉[5]。种种多状，莫有达者。故使愚俗束手受病，死无告陈。仁者见之，岂不伤哉！今述始末，略示后学，请深消息。

至于醉入房中，饱眠露下，当风取凉，对月贪欢，沐浴未干而熟睡，房室才罢而冲轩[6]，久立于低湿，久伫[7]于水涯，冒雨而行，渎[8]寒而寝，劳伤汗出，食饮悲生，犯诸禁忌，因成疾矣！其于不正之气，中于上则害于头目，害于中则蛊于心腹，形于下则灾于腰脚，及于旁则妨于肢节。千状万证，皆属于气脚。但起于脚膝，乃谓脚气也。

形候脉证，亦在详明。其脉浮而弦者，起于风；濡而弱者，起于湿；洪而数者，起于热；迟而涩者，起于寒；滑而微者，起于虚；牢[9]而坚者，起于实。在于上则由于上，在于下则由于下，在于中则生于中。结而因气，散则因忧，紧则因怒，细则因悲。

风者，汗之而愈；湿者，温之而愈；热者，解之而愈；寒者，熨之而愈。虚者补之，实者泻之；气者[10]流之，忧者宽之；怒者悦之，悲者和之。能通此者，乃谓之良医。

又，脚气之病，传于心肾则十死不治。入心则恍惚忘谬，呕吐，食不入，眠不安宁，口眼不定，左手寸口脉乍大乍小、乍有乍无者是也。入肾则腰脚俱肿，小便不通，呻吟不绝，目额皆见黑色，气时上冲胸腹而喘，其左手尺中脉绝者是也，切宜详审矣！

【注释】

①目：条目。

②清邪：中医病因名词，出自《金匮要略·脏腑经络先后病》篇。指雾露之邪。

③浊邪：中医病因名词，出自《金匮要略·藏府经络先后病》篇。指水湿之邪。

④浸：逐渐。

⑤颤掉：证名。即振掉，出自《素问·脉要精微论》。指行走时晃动不定的症状。

⑥冲轩：冲，对着；轩，门窗。

⑦伫（zhù）：久立。

⑧渎（dú）：沟渠。

⑨牢：牢脉。脉象名。出自本篇，又见于《千金翼方》。指以脉来沉实有力、弦长不移为特征的脉象。多主阴寒内积、风痉拘急、疝气癥瘕、心腹疼痛等病证。

⑩气者：指气机郁滞者。

【译文】

人患脚气病与气脚病是不同的，为什么呢？这是因为其病因、病机不同。人的喜怒忧思及寒热邪毒之气，从内注入到脚所产生的病，名气脚；风寒暑湿邪毒之气，从外侵入到脚膝，渐渐传入于内所产生的病，名脚气。然而，无论是从内注入到脚，还是从外侵入到脚膝，都是邪气侵夺正气，所以二者的病状很相似。由于病因不同，这两种病在治疗上有上下先后的区别，所以分别讨论它们的治法。如果用同一法度治疗而又不审察二者的病因，就不能使疾病痊愈。

喜怒忧思及寒热邪毒之气，侵入四肢关节，或注入脚膝，病状类似于中风、历节、偏枯、痈肿等证，如果只注入脚膝，就称为气脚。假若病邪是从外侵入到足部，从足部传入五脏的，则称为脚气。对于气脚，应先治内而后治外；对于脚气，应先治外而后治内。属实证的就泻其实，属虚证的就补其虚。

又问，为什么患脚气病的人比较多呢？总的说来，人的心经、肺经这两条经脉起自双手，脾经、肾经、肝经这三条经脉起自双足；手多为清阳之邪中伤，足多为浊阴之邪中伤。人身最劳苦的部位就是手和足，而双足的又最为辛苦，风寒暑湿的邪气多侵害足部，因此脚气的患者比较多。然而，脚气病逐渐形成的，开始萌生疾病的时候并不知晓，发觉以后也不明白是患了脚气。就是医生们也不认为是脚气，将会诊断为别种疾病。不能对症治疗，犹疑延误造成大病，使患者处在危险的境地。这种病本来是从感受微邪而起，渐渐演变成危重之证，病邪流入脏腑，伤害于四肢、头项、腹背。病没到严重的时候，患者始终不会知觉。有时因为其他原因而发作，表现为有的像伤寒，有的像中暑，有的腹背疼痛，有的肢体关节麻木不仁，有的语言错乱，有的精神昏沉迷乱，有的时时喘促乏息，有的突发目盲耳聋，有的不能进食，有的脏腑不通，有的肢体挛急不随，有的四肢伸展弛缓收持无力，有的口眼抽搐，有的手足震颤抖动。种种症状，不能尽述。所以使民众束手无策，任受疾病折磨，至死也无处辨明。仁德之士见到这种情形，怎能不伤感啊！现在从头到尾讲述了这种病，大略告知后世的学医者，真诚地希望能够深入思考。

导致该病的原因很多，比如醉后即行房事，饱食后沉睡在露天之下，当风取凉，对月贪欢，沐浴后未干就熟睡，房事刚结束就开窗对着冷风，长时间站立在低湿的地方，久久站立在水边，冒雨而行走，藐视寒意而睡觉，劳伤汗出不止，饱食饮酒醉中悲伤，饮食触犯各种禁忌，因此形成了疾病。那致病的不正之气，中于上就损害头部和眼睛，伤于中则心腹蛊乱，侵于下就祸害腰脚，伤及旁侧就妨害肢节行动。这千万种症状，都属于气脚。只有起于脚膝的才称为脚气。

本病脉证，也应该详辨明白。患者脉象浮且弦的，病起自风邪；脉象濡且弱的，病起自湿邪；脉象洪且数的，病起自热邪；脉象迟且涩的，病起自寒邪；脉象滑且微的，病起自虚邪；脉象牢且坚的，病起自实邪。病脉出现在寸脉，病变就发生在上部；病脉出现在尺脉，病变就发生在下部；病脉出现在关脉，病变就发生在中部。脉结是因为气积，脉散是因为忧思，脉紧是因为郁怒，脉细是因为悲伤。

病由风邪所致的，用汗法就能治愈；由湿邪所致的，用温法就能治愈；由热邪所致的，用解肌之法就能治愈；由寒邪所致的，用熨烫法就能治愈；由虚邪致病的，用补益之法；由实邪致病的，用泻利之法；由气积所致的，用疏通之法；由忧思所致的，使其宽慰；由郁怒所致的，使其愉悦；由悲伤所致的，使其平和。能够通晓这些治法的，才是良医。

另外，脚气的病邪，传入到心和肾就必死无治了。传入到心可见恍惚，健忘，言语荒谬，呕吐不食，睡卧不宁，口眼掣动。脚气邪毒入心的脉象，表现为左手寸口脉忽大忽小，忽有忽无。传入到肾可见腰脚俱肿大，小便不通，呻吟不止，眼额部呈黑色，时时气向上冲胸腹而发喘息。患者脉象表现为左手尺中脉绝。这些医生一定要详细审察。

论水肿脉证生死候第四十三

【提要】

本篇论述了水肿病的病因、病机、脉象、证候及预后。

【原文】

人中百病难疗者，莫过于水也。水者，肾之制也。肾者，人之本也。肾气壮则水还于海①，肾气虚则水散于皮。又，三焦壅塞，荣卫闭格，血气不从，虚实交变，水随气流，故为水病。有肿于头目者，有肿于腰脚者，有肿于四肢者，有肿于双目者，有因嗽而发者，有因劳而生者，有因凝滞而起者，有因虚乏而成者，有因五脏而出者，有因六腑而来者。类目多种，而状各不同。所以难治者，由此百状，人难晓达，纵晓其端，则又苦人以娇恣不循理法，触冒禁忌，弗能备矣！故人中水疾死者多矣。

过度劳累会引起水肿病

过度劳累会使肾受到损伤，造成肾阴不调，如果再遇外界风寒等邪气来袭，就会使体内汗不得出而形成水肿病，如图所示：

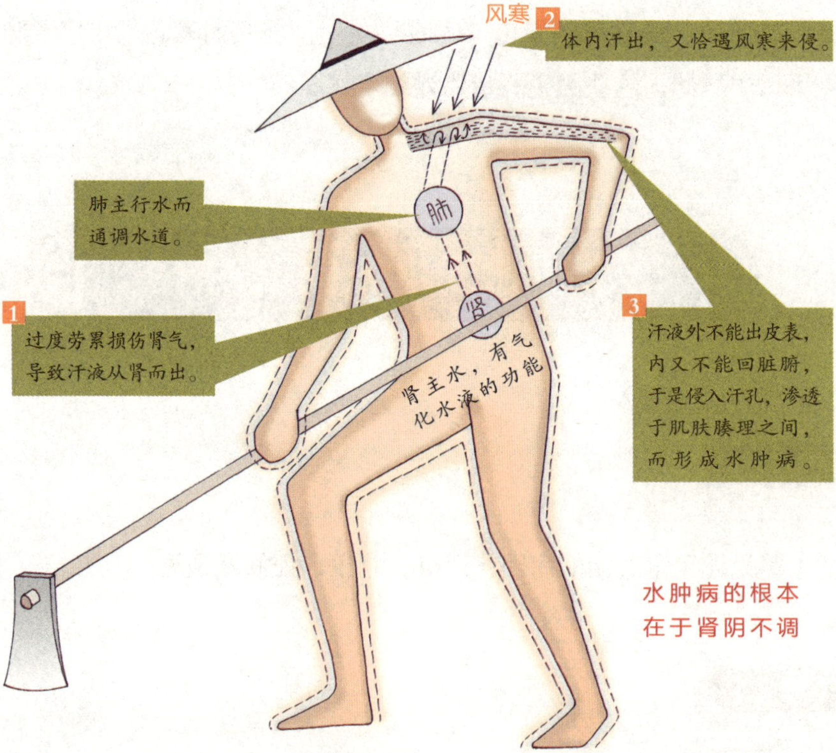

风寒
2 体内汗出，又恰遇风寒来侵。
肺主行水而通调水道。
肺
肾
1 过度劳累损伤肾气，导致汗液从肾而出。
肾主水，有气化水液的功能
3 汗液外不能出皮表，内又不能回脏腑，于是侵入汗孔，渗透于肌肤腠理之间，而形成水肿病。

水肿病的根本在于肾阴不调

水有十名，具于篇末：一曰青水，二曰赤水，三曰黄水，四曰白水，五曰黑水，六曰玄水，七曰风水，八曰石水，九曰里水，十曰气水。

青水者，其根起于肝，其状先从面肿，而渐行一身也。赤水者，其根起于心，其状先从胸肿起也。黄水者，其根起于脾，其状先从腹肿也。白水者，其根起于肺，其状先从脚肿而上气喘嗽也。黑水者，其根起于肾，其状先从足趺肿。玄水者，其根起于胆，其状先从头面起，肿而至足者是也。风水者，其根起于胃，其状先从四肢起，腹满大而通身肿也。石水者，其根在膀胱，其状起脐下而腹独大是也。里水者，其根在小肠，其状先从小腹胀而不肿，渐渐而肿也（一作小腹胀而暴肿也）。气水者，其根在大肠，其状乍来乍去，乍盛乍衰者是也。此良[②]由上下不通，关窍不利，气血痞格，阴阳不调而致之也。其脉洪大者，可治；微细者，不可治也。

又，消渴[③]之疾久不愈，令[④]人患水气，其水临时发散，归于五脏六腑，则生为病也。消渴者，因冒风冲热，饥饱失节，饮酒过量，嗜欲伤频，或饵[⑤]金石，久而积成，使之然也。

【注释】

①海：海：玉海，指膀胱。

②良：确。

③消渴：病证名，出自《素问·奇病论》。泛指以多饮、多食、多尿为特征的病变。

④令：瓒本此上有“亦”字，义长。

⑤饵：服食。

【译文】

人们所患的疾病千百种，最难以治疗的莫过于水肿病。人身的水液是由肾所制约的，肾是人体生命的根本。肾气壮盛则水液气化、输布功能正常，就能使水液复归到膀胱，肾气虚衰则水液气化、输布功能失常，水液就溢散到皮肤，形成水肿。此外，三焦之气壅塞，营卫之气闭阻，气血不调，虚与实交相更变，使水随气流，也是水肿的原因。水肿有多种表现：有肿在头面的，有肿在腰脚的，有肿在四肢的，还有肿在双目的。至于引发本病的原因，有由于咳嗽而引发的，有由于劳伤而发生的，有由于气血凝滞而引发的，有由于虚亏而造成的，有从五脏之邪而产生的，有由六腑之邪而导致的。种类繁多，症状各不相同，千差万别，很难明晓通达，所以说水邪所致的疾病难治。医者纵然知道其中的头绪，却又苦于患者骄纵恣意，不遵循医疗的理论与方法，违背禁忌。各种情况，不能备述，因此患水肿病而死的也必然很多。

水邪所致的病有十种名称，列具在后面：第一名青水，第二名赤水，第三名黄水，第四名白水，第五名黑水，第六名玄水，第七名风水，第八名石水，第九名里水，第十名气水。

青水发病的病因在肝，症状是先从颜面肿，又逐渐扩散到全身。赤水发病的病因在心，症状是先从胸部肿起。黄水发病的病因在脾，症状是先从腹部肿起。白水发病的病因在肺，症状是先从脚肿起且气逆咳嗽。黑水发病的病因在肾，症状是先从脚背浮肿。玄水发病的病因在胆，症状是先从头面开始浮肿而后延伸到足部。风水发病的病因在胃，症状是先从四肢开始，而后腹部胀满，且周身发肿。石水发病的病因在膀胱，症状是先从脐下发肿，而且只有腹部肿大。里水发病的病因在小肠，它的症状是先从小腹作胀，但不肿，然后渐渐发肿。气水发病的病因在大肠，症状是水肿忽来忽去，忽增忽减。这都是由于上下气机不通，进食、排泄的关窍不利，气血闭阻，阴阳不调所导致的。这种病，脉象洪大的可治，脉象微细的不可治。

另外，消渴病日久不愈，也可导致水肿。因消渴患者的大量饮水，排泄不利，水邪临时发散，归聚到五脏六腑，就发展成为水肿病了。消渴病是由于冒风感热，饥饱失度，饮酒过量，嗜欲频伤，或者服食金石类药物，日久就积聚毒邪，使人致病的。

论诸淋及小便不利第四十四

【提要】

本篇论述了淋病的病因、病名、病机及其小便不利诸候。

【原文】

诸淋①与小便不利者，皆由五脏不通，六腑不和，三焦痞涩，荣卫耗失，冒热饮酒，过醉入房，竭散精神，劳伤气血，或因女色兴而败精不出，或因迷宠②不已而真髓多输，或惊惶不次，或思虑未宁，或饥饱过时，或奔驰才定，或隐忍大小便，或发泄久兴，或寒入膀胱，或暑中胞囊。伤兹不慎，致起斯疾。状候变异，名亦不同，则有冷、热、气、劳、膏、砂、虚、实之八种耳。

冷淋者，小便数，色白如泔也。热淋者，小便涩而色赤如血也。气淋者，脐腹满闷，小便不通利而痛也。劳淋者，小便淋沥不绝，如水之滴漏而不断绝也。膏淋者，小便中出物如脂膏也。砂淋者，腹脐中隐痛，小便难，其痛不可忍，须臾从小便中下如砂石之类，有大者如皂子，或赤或白（一作黄），色泽不定。此由肾气弱而贪于女色，房③而不泄，泄而不止，虚伤真气，邪热渐强，结聚而成砂。又如以火煮盐，火大水少，盐渐成石之类。谓肾者水也，咸归于肾，水消于下，虚热日甚，煎结而成。此非一时而作也。盖远久乃发，成即五岁，败即三年，壮人五载，祸必至矣，宜乎急攻。八淋之中，唯此最危。其脉盛大而实者可治，虚小而涩者不可治。虚者，谓肾与膀胱俱虚，而精滑梦泄，小便不禁者也。实则谓经络闭涩，水道不利，而茎痛腿酸者也。

又，诸淋之病，与淋相从者活，反者死凶。治疗之际，亦在详酌耳。

【注释】

①淋：病名，出自《素问·六元正纪大论》。泛指以尿急、尿频、尿痛、尿短、尿涩为主要表现的病症。

②迷宠：迷恋所宠爱之女色。

③房：指行房事。

【译文】

各种淋证和小便不利的病证，都是因为五脏不通，六腑不和，三焦闭涩，营卫耗散消失，冒热饮酒，大醉后不节制房事，精神消耗竭尽，劳伤损害气血所致。或由于思慕女色使阳具亢起而又败精不出；或由于迷恋于所宠爱的之人，狂热不已而泄精无度；或由于惊惶恐惧不安，或由于思虑太过，或由于饥饱无时无节，或由于奔波劳碌不定，或由于隐忍二便，或由于泄精以后阴茎仍长时间亢奋，或由于寒邪侵入膀胱，或由于暑邪中伤阴囊或子宫。如果不慎受到这些伤害却没有引起重视，就会招致这种疾病。

淋病的证候很多，表现各异，病名也不相同，一般有冷淋、热淋、气淋、劳淋、膏淋、砂淋、虚淋、实淋八种名称。

患冷淋，证见小便频数，尿色发白如同米泔水。患热淋，证见小便艰涩，而且尿色发赤如同血水。患气淋，证见脐腹胀闷，小便不通畅而且排尿时疼痛。患劳淋，证见小便淋沥不断，如同水注入滴漏中那样点点滴滴流下而不断绝。患膏淋，证见小便中排出的秽物如同油膏。患砂淋，证见脐腹中隐隐作痛，小便困难，痛不可忍，有时从小便中排出砂石之类的东西，大的像皂角子，或赤或白，色泽不定。这是因为肾气衰弱，又贪恋女色，行房事却不泄精，或者泄精不止，损伤真气，邪热渐强，熔结炼聚成砂石。又比如用水煮盐，火大水少，盐渐渐结成为石。总之，肾主水，咸味归属于肾，水流于下，虚热日渐加剧，相煎熔结而形成砂石。这种病不是一朝一夕一时形成的，长期积聚而成。一般砂石形成需五年时间，肾气衰败以后约三年才发作。身体强壮的人，最多要五年，祸害也就必然降临了，要尽快医治。八淋之中，唯有这砂淋最危重。患者脉象洪大且实的可治，脉象虚小且涩的不可治。所谓虚，是指肾气与膀胱气都虚，证见梦遗滑精，小便不禁。所谓实，是指经络闭涩，水道不通，尿道疼痛，腿脚酸楚。

另外，各种淋证，症状与脉象符合的好治，相反的难治。临证时要详细斟酌。

论服饵得失第四十五

【提要】

本篇论述服用金石、草木、单方、复方效验得失的原因及长期服金石的基本法则。

【原文】

石之与金，有服饵得失者，盖以其宜与不宜也。或草或木，或金或石，或单方得力，或群队获功，或金石毒发而致毙[①]，或草木势助而能全。

其验不一者何也？基本实者，得宣通之性，必延其寿；基本虚者，得补益之情，必长其年。虚而过泻，实乃更增，千死其千，万殁其万，则决然也。

又有年少之辈，富贵之人，恃[②]其药力，恣其酒欲，夸弄其术，暗使精神，内损药力，扶持忽然，作何能救疗？如是之者，岂知灾从内发，但恐药饵无微功，实可叹哉！

其于久服方药，在审其宜。人药相合，效岂妄邪？假如脏不足则补其脏，腑有余则泻其腑，外实则理外，内虚则养内，上塞则引上，下塞则通下，中涩（一作结）则解中，左病则治左，右病则治右，上、下、左、右、内、外、虚、实，各称其法，安有横夭者也？故药无不效，病无不愈者，切务于谨察矣！

【注释】

①毙：死。

②恃：凭借。

四气、五味与养生

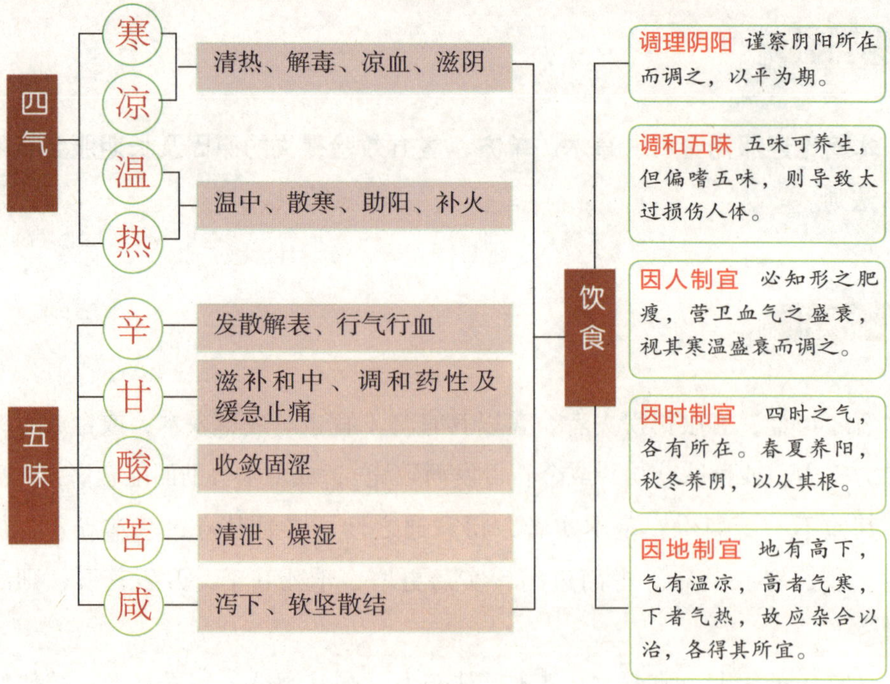

【译文】

服用金石类药物，有的有效，有的无效，全在于与病症相宜和不相宜的缘故。各种各样的药物，或是草类或是木类，或是金属类或是矿石类，有的服用单味药物就有效，有的服用多味复方才能成功，有的因服食金石类药毒性发作而死，有的服食草木类药物力盛得助而痊愈。

不同的人服用药物的效验不一样，是什么原因呢？这是因为患者体质与病情不同。体质壮实的人，得到药物宣通之性，气血流畅，必定益寿延年；体质虚弱的人，得到药物滋补，必定祛病延年。如果体虚过度泻利，体实再加补益，千死其千，万死其万，那就是必然的了。

服用药物时应遵循的规则

药可以用来治病，但要适可而止，对于不同毒性的药物，要在适当的时候及时停药，否则，就会对人体造成伤害。

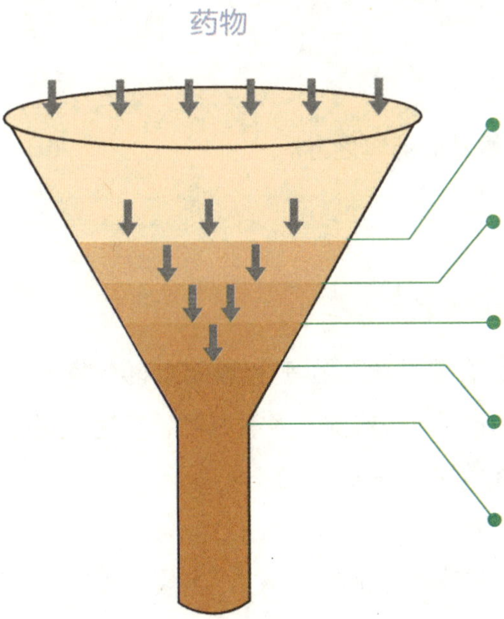

用毒性大的药物治病时，当病邪祛除到十分之六时，就应当停药。

用毒性一般的药物治病时，当病邪祛除到十分之七时，就应当停药。

用毒性小的药物治病时，当病邪祛除到十分之八时，就应当停药。

用没有毒性的药物治病时，当病邪祛除到十分之九时，就应当停药。

剩余的未祛除的病邪通过饮食调养。但要注意不能吃得太过，以免伤了人体的正气。

另外，有些年轻人，有钱有地位的人，凭借药力，放纵自己，酒色无度，炫耀他们的邪术，暗地里使精神内损，虽然有药力扶持，一旦疾病突然发作，又怎么能够救治呢？像这样执迷不悟的人，岂知灾祸从体内发生，又怎么能抱怨药力无效呢？这确实可叹呀！

对于长期服用的方药，要审察它是否合宜，做到病症与方药性能相合，效果怎能差呢？假如脏气不足就补益脏气，腑气有余就泻利腑气；外邪盛实就疏理外邪，内气虚弱就滋养内气；上部壅塞就导引上部，下部阻塞就通利下部，中部结滞就消导中部；左侧发病就治疗左侧的病，右侧发病就治疗右侧的病。上、下、左、右、内、外、虚、实，各得其法，怎会有夭亡的呢？所以说药物没有不效验的，病没有不可治愈的，一切均在于严谨地诊察。

辨三痞论并方第四十六

【提要】

本篇论述上痞、中痞、下痞的证候及服药饵之方。

【原文】

金石草木，单服皆可以不死者，有验无验，在乎有志无志也。虽能久服，而有其药热壅塞而不散，或上或下，或痞或涩，各有其候，请速详明。用其此法，免败其志，皆于寿矣！谨论候并方具在后篇。

辨上痞候并方

上痞者，头眩目昏，面赤心悸，肢节痛，前后[①]不仁，多痰，短气，惧火，喜寒。又状若中风之类者，是也，宜用后方：

桑白皮（阔一寸长一尺）　槟榔（一枚）　木通（一尺去皮　一本作一两）　大黄（三分　湿纸煨）　黄芩（一分）　泽泻（二两）

右剉为粗末，水五升，熬取三升，取清汁分二（一本作三）服。食后，临卧服。

辨中痞候并方

中痞者，肠满，四肢倦，行立艰难，食已呕吐，冒昧，减食或渴者，是也，宜用后方：

大黄（一两　湿纸十重，包裹煨令香，熟切作片子）　槟榔（一枚）　木香（一分）

右[②]为末，生蜜为丸，如桐子大，每服三十丸，生姜汤下。食后、日午，日进二服，未减，加之，效，即勿再服。

附方：

桂（五钱　不见火）　槟榔（一个）　黑牵牛（四两　生为末二两）

右为末，蜜酒调二钱，以利为度。

辨下痞候并方

下痞者，小便不利，脐下满硬，言语謇涩，腰背疼痛，脚重不能行立者，是也，宜用后方：

瞿麦头子（一两）　官桂（一分）　甘遂（三分）　车前子（一两炒）

右件为末，以豮猪[③]肾一个，去筋膜，薄批[④]开，入药末二钱，匀糁[⑤]，湿纸裹，慢火煨熟，空心细嚼，温酒送下，以大利为度。小便未利，脐腹未软，更服附方：

葱白一寸，去心

入硇砂末一钱，安葱心中，两头以线子系之。湿纸包煨熟，用冷醇酒送下。空心服，以效为度。

【注释】

①前后：举止。

②右：上，即“上述”之意。因原文竖排，所以称“右”。

③豮（fèn）猪：经阉割的猪。

④批：劈。

⑤糁（sǎn）：米粒，引申为散粒。

【译文】

金石草木等药物，单味服用一般不会死人，有效验还是没有效验，就在于是否能坚持。有人虽然能够坚持长期服用，但因药性过热，壅塞而又不消散，或壅积在上，或阻塞在下，或痞闷或滞涩，出现各种不同的证候，希望尽快详细辨明。有志的人运用这类方法，避免失败，就都可活到高寿了。下面特此论述上痞、中痞、下痞的证候并附治疗方药。

辨上痞候并方

患上痞者，证见头眩目昏，面赤心悸，肢节疼痛，举止麻木不仁，痰多，短气，怕热，喜寒凉。另外，有中风之类的症状。宜服用后方：

桑白皮宽一寸长一尺，槟榔一枚，木通一尺（去皮），大黄（湿纸煨）三分，黄芩一分，泽泻二两。

以上药锉为粗末，用水五升，熬取三升，去渣取清汁，在饭后和临睡前分两次服下。

辨中痞候并方

患中痞者，证见肠胀腹饱满，四肢困倦，行走站立都感艰难，进食以后就呕吐，昏昏沉沉，食量减少或口渴，宜用后方：

大黄一两（湿纸十重包裹，煨，令香熟，切作片子），槟榔一枚，木香一分。

以上药为细末，用生蜜调和做丸，如梧桐子大。每次服三十丸，用生姜汤送下。在饭后和中午各服用一次。一日二次。症状不见减轻，可适当加量加次服，奏效即不可再服。

又方：

肉桂五钱（不见火），槟榔一个，黑牵牛四两（生用，为末各二两）

上药为末，以蜜酒调服二钱服一次，以大便利为度。

辨下痞候并方

患下痞者，证见小便不利，脐部下面胀满坚硬，语言謇涩，腰背疼痛，双腿沉重不能行走或站立。宜用下方：

瞿麦头子一两，官桂一分，甘遂三分，车前子（炒）一两。

以上药为末，取阉割过的猪肾一个，除去筋膜，薄薄剖开，加入二钱药末，和均，用湿纸裹包，慢火煨热。空腹细嚼，温酒送服，以利下为度。小便如果没有通利，脐周腹部没有柔软，改服另外附方：

葱白一寸（去心），放入硇砂末一钱，安放于葱心中，两头用线系好，以温纸包裹，煨热。用冷醇酒送服。空腹服用，以有效为度。

论诸病治疗交错致于死候第四十七

【提要】

本篇论述了汤、丸、吐、汗之剂与针灸、按摩、导引、蒸熨诸法所适应的证候，指出乱投汤丸，若相互交错，就会使轻症加重，重症死亡。

【原文】

失病者，有宜汤者，有宜圆[①]者，有宜散者，有宜下者，有宜吐者，有宜汗者，有宜灸者，有宜针者，有宜补者，有宜按摩者，有宜导引[②]者，有宜蒸熨者，有宜澡洗[③]者，有宜悦愉者，有宜和缓者，有宜水者，有宜火者。种种之法，岂能一也？若非良善精博，难为取愈。其庸下识浅，乱投汤圆，下汗补吐，动使交错，轻者令重，重者令死，举世皆然。

且汤，可以荡涤脏腑，开通经络，调品阴阳，祛分邪恶，润泽枯朽，悦养皮肤，益充气力，扶助困竭，莫离于汤也。圆，可以逐风冷，破坚癥，消积聚，进饮食，舒荣卫，开关窍，缓缓然参合，无出于圆也。散者，能祛风

针刺的深度

针刺治疗疾病时，要把握好深度，太深或太浅都起不到预期的效果，甚至可能会造成意想不到的后果。

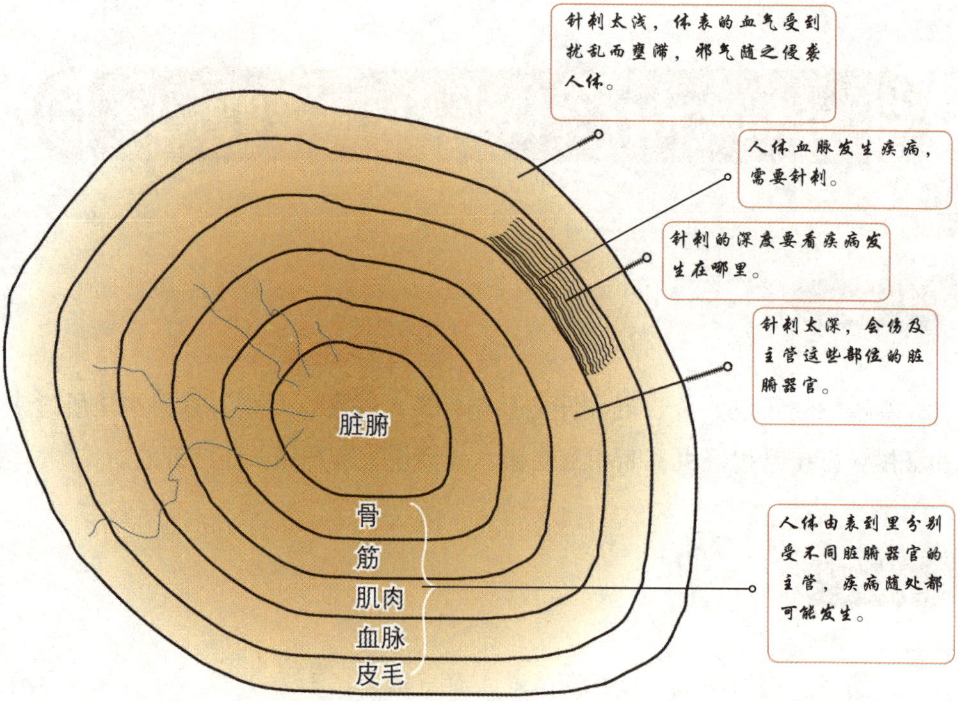

寒暑湿之气，摅寒湿秽毒之邪，发扬四肢之壅滞，除剪五脏之结伏，开肠和胃，行脉通经，莫过于散也。下则疏豁闭塞，补则益助虚乏，灸则起阴通阳，针则行荣引卫，导引则可以逐客邪于关节，按摩则可以驱浮淫于肌肉。蒸熨辟冷，煖洗生阳，悦愉爽神，和缓安气。

若实而不下，则使人心腹胀满，烦乱，鼓肿。若虚而不补，则使人气血消散，精神耗亡，肌肉脱失，志意昏迷。可汗而不汗，则使人毛孔关塞，闷绝而终。合吐而不吐，则使人结胸上喘，水食不入而死。当灸而不灸，则使人冷气重凝，阴毒内聚，厥气上冲，分逐不散，以致消减。当针而不针，则使人荣卫不行，经络不利，邪渐胜真，冒昧而昏。宜导引而不导引，则使人邪侵关节，固结难通。宜按摩而不按摩，则使人淫随肌肉，久留不消。宜蒸熨而不蒸熨，则使人冷气潜伏，渐成痹厥。宜澡洗而不澡洗，则使人阳气上行，阴邪相害。

不当下而下，则使人开肠荡胃，洞泄不禁。不当汗而汗，则使人肌肉消绝，津液枯耗。不当吐而吐，则使人心神烦乱，脏腑奔冲。不当灸而灸，则使人重伤经络，内蓄炎毒，反害中和，致于不可救。不当针而针，则使人气血散失，关机细缩。不当导引而导引，则使人真气劳败，邪气妄行。不当按摩而按摩，则使人肌肉䐜胀，筋骨舒张。不当蒸熨而蒸熨，则使人阳气遍行，阴气内聚。不当淋洩[4]而淋洩，则使人泾侵皮肤，热生肌体。不当悦愉而悦愉，则使人神失气消，精神不快。不当和缓而和缓，则使人气停意折，健忘伤志。

大凡治疗，要合其宜。脉状病候，少陈于后。凡脉不紧数，则勿发其汗。脉不疾数，不可以下。心胸不闭，尺脉微弱，不可以吐。关节不急，荣卫不壅，不可以针。阴气不盛，阳气不衰，勿灸。内无客邪，勿导引。外无淫气，勿按摩。皮肤不痹，勿蒸熨。肌肉不寒，勿煖洗。神不凝迷，勿悦愉。气不急奔，勿和缓。顺此者生，逆此者死耳。脉病之法，备说在前。

脑导引小周天穴位图

中医认为，人与天地相参，人的气血运行也和天地一样有一定规律。小周天是古代气功的一部分，它是通过意念引导人体小范围内的气血循环（任、督二脉），从而达到强身健体的目的。

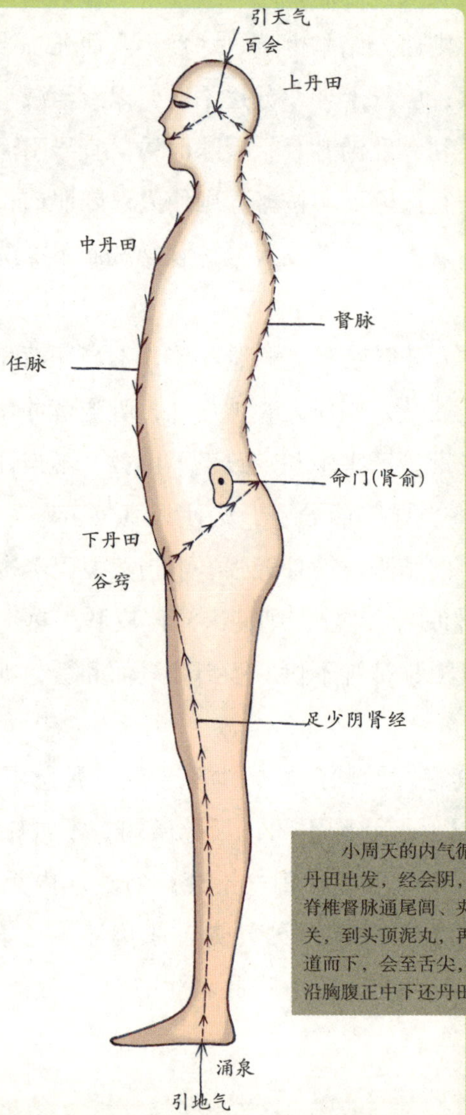

小周天的内气循行是：从下丹田出发，经会阴，过肛门，沿脊椎督脉通尾闾、夹脊和玉枕三关，到头顶泥丸，再由两耳颊分道而下，会至舌尖，与任脉接，沿胸腹正中下还丹田。

【注释】

①圆：丸。

②导引：导，导气令和；引，引体令柔。古代的一种健身方法，由意念引导动作，配合呼吸，由上而下或由下而上地运气。

③澡洗：澡，洗手；洗，洗脚，此指用药物浸泡、洗涤手脚。

④淋泄（xiè）：止歇、消散。

【译文】

治疗疾病，有适宜用汤剂的，有适宜用丸剂的，有适宜用散剂的，有适宜用下法的，有适宜用吐法的，有适宜用汗法的，有适宜用灸法的，有适宜用刺法的，有适宜用补法的，有适宜用按摩的，有适宜用导引的，有适宜用蒸熏熨烫方法的，有适宜用洗涤或浸泡方法的，有适宜用愉悦心意方法的，有适宜用调和舒缓的，有适宜用水法的，有适宜用火法的。方法多种多样，岂能相同！医生如果不是深知熟谙而精通博学，就难以运用这些方法取得治疗效果。那些见识浅陋的庸医，乱投汤剂丸剂等药物，乱用下汗补吐等治法，使得相互错乱，轻证使人加重，重证使人致死，举世皆然全不醒悟。

汤剂可以用来荡涤脏腑积聚，疏通经络，调节阴阳，祛除分离病邪毒害，润泽枯萎的肌肉，滋养皮肤，充益气力，扶助衰弱的机体。丸剂可以用来驱逐风寒的邪气，攻破坚实的癥疾，消散积聚，增进饮食，调和营卫，开通关窍，缓慢持久地发挥作用。散剂能祛风寒暑湿的邪气，疏散寒湿秽毒，发散四肢的壅滞，剪除五脏的积结隐伏，舒通肠道而调和胃气，行脉通经，莫过于散剂。通下可开通闭阻滞塞，补法则补益虚乏，灸法可鼓阴通阳，刺法可行营导卫，导引可用来驱逐在关节的外邪，按摩可以用来解除在肌肉的外邪，蒸熏熨烫可排除寒邪，温洗能生发阳气，愉悦心意可爽神，和缓可使正气安和。

倘若实证不用通下法，就会使人心腹胀满，烦乱，肿胀。倘若虚证不用滋补法，就使人气血消散，精神耗丧，肌肉削减，神志昏迷。应该用汗法而不发汗，就使人毛孔闭塞，闷绝而死。该用吐法用不催吐，就使人结胸气逆喘促，不能进饮食而死。应当用灸法而不灸，就使人冷气反复凝结，阴毒内聚，厥气上冲，分离驱逐不散，以致身体消弱。应当用刺法而不针刺，就会使人营卫不行，经络之气不通利，邪气渐胜正气，头晕目花而昏沉。适宜导引而不导引，就使邪气侵害关节，关节固结气血难通。适宜按摩而不按摩，就使人肌肉被外邪浸淫，久留不能消散。适宜蒸熨而不蒸熨，就使人体内潜伏阴冷之邪，渐成痹证厥证。适宜温洗而不温洗，就使人阳气不行，阴邪相害。

面部按摩的方向

人体许多经络都在面部会聚，并且面部与脏腑有对应关系，所以掌握面部按摩的正确方法并经常按摩，对身体保健有很好的效果。

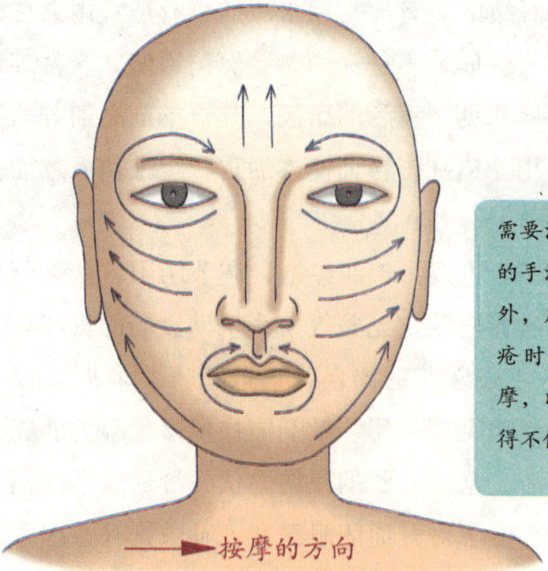

需要注意的是，按摩的手法一定要轻。另外，皮肤有感染、痤疮时，不要进行按摩，以防感染扩散，得不偿失。

不应当用下法而用下法，就使人肠胃通荡，洞泄不止。不应当用汗法而用汗法，就使人肌肉消瘦，津液枯竭。不应当用吐法而用吐法，就使人心神烦乱，脏腑之气冲逆。不应当用灸法而施灸，就使人经络大伤，内蓄火毒，反害中和之气，甚至于不可救治。不应当用刺法而用针刺，就使人气血散失，关节萎缩。不应当导引而导引，就使人真气劳伤，邪气妄行。不应当按摩而按摩，就使人肌肉肿胀，筋骨松弛。不应当蒸熨而蒸熨，就使人阳气遍体散发，阴气内聚。不应当温洗却温洗，就使湿邪侵袭皮肤，热邪进入肌体。不应当愉悦而愉悦，就使人神失气消，精神不快。不应当和缓而和缓，就使人意气消沉，健忘伤志。

大凡治疗，要适合病证所宜。脉象证候，略述于后：凡脉象不紧数，就不要给患者发汗。脉象不及数，不可以用下法。尺脉微弱，心胸不闭塞，不可以用吐法。关节不拘急，营卫不壅塞，不可以用刺法。阴气不盛，阳气不衰，不要用灸法。体内没有邪气留滞，不要导引。在外没有邪气浸淫，不要按摩。皮肤不麻木冷痛，不要蒸熨。肌肉不感寒冷，不要温洗。神志不呆板冷漠，不要用愉悦的方法。气机不急速上奔，不要用和缓的方法。遵循这些原则的就会使患者痊愈，违背这些原则的就会使患者死亡。脉象证候的诊断方法，已经备述于前面各篇。

论诊杂病必死候第四十八

【提要】

本篇论述各种杂病的危重证候及其脉象。

【原文】

夫人生气健壮者，外色光华，内脉平调。五脏六腑之气消耗，则脉无所依，色无所泽，如是者百无一生。虽能饮食行立，而端然不悟，不知死之逼矣，实为痛也！其大法列之于后。

病瞪目引水，心下牢满，其脉濡而微者死。

病吐衄，泻血，其脉浮大牢数者死。

病妄言，身热，手足冷，其脉细微者死。

病大泄不止，其脉紧大而滑者死。

病头目痛，其脉涩短者死。

病腹中痛，其脉浮大而长者死。

病腹痛而喘，其脉滑而利，数而紧者死。

病四逆[1]者，其脉浮大而短者死。

病耳无闻，其脉浮大而涩者死。

《察病指南》中的脉象图

《察病指南》是我国现存较早的一部诊断学专著，作者是宋朝的施发，他首创图像示意法来表述各种脉象，下图所示33种脉象图就是该书所载，对脉象的描述形象生动而全面。

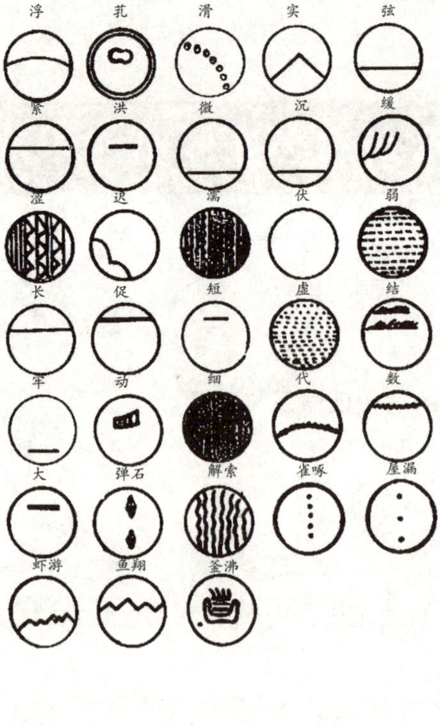

病脑痛，其脉缓而大者死。

左痛右痛，上痛下痛者死。

下痛而脉病者死。

病厥逆，呼之不应，脉绝者死。

患者脉宜大，反小者死。

肥人脉细欲绝者死。

瘦人脉躁者死。

人脉本滑利，而反涩者死。

人脉本长，而反短者死。

人尺脉上应寸口太迟者死。

温病，三四日未汗，脉太疾者死。

温病，脉细微而往来不快，胸中闭者死。

温病，发热甚，脉反小弱者死。

病甚，脉往来不调者死。

温病，腹中痛，下痢者死。

温病，汗不出，出不至足者死。

病疟，腰脊强急，瘛疭者死。

病心腹胀满、痛不止，脉坚大洪者死。

痢血不止，身热，脉数者死。

病腹满四逆，脉长者死。

热病七八日，汗当出反不出，脉绝者死。

热病七八日，不汗、躁狂、口舌焦黑，脉反细弱者死。

热病，未汗出，而脉大盛者死。

热病，汗出而脉未尽，往来转大者死。

病咳嗽，脉数，身瘦者死。

暴咳嗽，脉散者死。

病咳，形肥，脉急甚者死。

病嗽而呕，便滑不禁，脉弦欲绝者死。

病诸嗽喘，脉沉而浮者死。

病上气，脉数者死。

病肌热、形瘦、脱肛、热不去，脉甚紧急者死。

病肠澼，转筋，脉极数者死。

病中风，痿疾不仁，脉紧急者死。

病上喘气急，四匝[②]脉涩者死。

病寒热、瘛疭，脉大者死。

病金疮血不止，脉大者死。

病坠损内伤，脉小弱者死。

病伤寒，身热甚，脉反小者死。

病厥逆，汗出，脉虚而缓者死。

病洞泄，不下食，脉急者死。

病肠澼，下白脓者死。

病肠澼，下脓血，脉悬绝者死。

病肠澼，下脓血，身有寒，脉绝者死。

病咳嗽，脉沉坚者死。

病肠中有积聚，脉虚弱者死。

病水气，脉微而小者死。

病水胀如鼓，脉虚小涩者死。

病泄注，脉浮大而滑者死。

病内外俱虚，卧不得安，身冷，脉细微，呕而不入食者死。

病冷气上攻，脉逆而涩者死。

卒死，脉坚而细微者死。

热病三五日，头痛、身热、食如故，脉直而疾者，八日死。

久病，脉实者死。

又虚缓、虚微、虚滑、弦急者死。

卒病，脉弦而数者死。

凡此凶脉，十死十，百死百，不可治也。

【注释】

①四逆：指四肢厥逆。

②四匝：四周，指两寸口，两趺阳。

【译文】

凡是人的生命之气强健壮盛的，在外则肤色光华，在内则脉象平和。五脏六腑的真气消耗，则使血脉无所凭依，肤色无所润泽，像这样的情况就百无一生。虽然能够饮食和行走，但终是不能觉察病情，却不知死期已经逼近，实在令人痛惜啊！现将诊断死候的方法列述各条在后面。

患双眼圆睁，连连饮水，心下坚实胀满的病证，脉象濡而且微的会死。

患吐血、衄血、泻血的病证，脉象浮、大、牢、数的会死。

患谵言妄语、身热而手足逆冷的病证，脉象细微的会死。

患泄利不止，脉象紧大而滑的会死。

患头眼疼痛的病证，脉象短涩的会死。

患腹中疼痛的病证，脉象浮大而长的会死。

患腹部疼痛而且喘促的病证，脉象滑而利或数而紧的会死。

患四肢厥逆的病证，脉象浮大而短的会死。

患两耳突然不能听见的病证，脉象浮大而涩的会死。

患脑中疼痛的病证，脉象缓而大的会死。

患右侧有病左侧疼痛，左侧有病右侧疼痛，下部有病上部疼痛，上部有病下部疼痛的病证的会死。

人无病但出现病脉的会死。

患厥逆，呼喊患者得不到回应，又无脉应指的会死。

根据患者的证候应当脉象大，反而脉象小的会死。

肥胖的人，脉象很细如丝将断的会死。

瘦小的人，脉象躁急的会死。

人的脉象本应当滑利，却反而见涩脉的会死。

人应当为长脉，却反而见短脉的会死。

下尺脉与上寸口脉相应搏动的时间太迟的会死。

患温病，已三四日，未出汗，脉象太急的会死。

患温病，脉象细微而又往来不流利，胸中感到闭塞的会死。

患温病，发热重，脉象反小的会死。

病重，脉往来不调，时来时止、时数时缓的会死。

患温病，见腹中作痛、下痢的会死。

患温病，汗不得出，即使出汗也未见汗出到足部的会死。

患痓疾，见腰背反张僵直拘急、抽搐的会死。

患心腹胀满，疼痛不止，脉象坚大而洪的会死。

患下痢便血不止，身发热，脉象数的会死。

患腹满、四肢厥逆的病证，脉象长的会死。

患热病，已七八日，当见汗出反而不出，又无脉应指的会死。

患热病，已七八日，不出汗，狂躁，口舌焦黑，脉象反而细弱的会死。

患热病，未见汗出，却脉象大盛的会死。

患热病，虽已出汗但脉未平和，脉象往来反而转大的会死。

咳嗽不已，脉象数身瘦的会死。

突发咳嗽，脉象散的会死。

患咳病，身形肥胖，但脉象很急的会死。

患咳嗽而又呕吐，大便泄泻不止的病证，脉象弦欲绝的会死。

患各种咳嗽气喘的病证，脉象沉而涩的会死。

患气逆的病证，脉象数的会死。

患肌肉发热、形体消瘦、脱肛的病证，热不消退，脉象很紧很急的会死。

患痢疾，小腿转筋，脉象极数的会死。

患中风，痿证，肢体麻木不仁，脉象紧而急的会死。

患气逆喘促的病证，两寸口两趺阳脉涩的会死。

患恶寒发热，抽搐的病证，脉象大的会死。

患刀枪伤所致的金疮，渗血不止，脉象大的会死。

患跌打所致的内伤，脉象小弱的会死。

患伤寒，周身发热重，脉象反小的会死。

患厥逆，出汗，脉象虚而又缓的会死。

患洞泄不止食物不消化的病证，脉象急的会死。

患痢疾，泻下白色脓液的会死。

患痢疾，泻下脓血，又脉象似停非停如丝悬挂将断的会死。

患痢疾，泻下脓血，身发寒，脉象绝的会死。

患咳嗽的病证，脉象沉坚的会死。

患肠中有积聚的病证，脉象虚弱的会死。

患水肿，脉象微而小的会死。

患水胀，腹大如鼓，脉象虚小而涩的会死。

患泄泻如注，脉象浮大而滑的会死。

患内外皆虚一类的病证，见睡卧不安、身冷、脉细微，呕吐而又不能进食的会死。

患寒气上冲的病证，脉象乱而且涩的会死。

突然昏倒，脉象坚而又细微的会死。

患热病，已三五日，见头痛、身热、进食如常，脉象硬而又急的，八日内会死。

患病日久，脉实的会死。患病日久，脉象虚缓、虚微、虚滑、弦急的会死。

突然发病，脉象弦而数的会死。

凡是以上各种主凶的脉象，可以预断十死十，百死百，不可治愈了。

察声色形证决死法第四十九

【提要】

本篇从患者声音、色泽、形体、症候等方面，列举了病危欲绝的五十余种征兆。

【原文】

凡人五脏六腑，荣卫关窍，宜平生气血顺度，循环无终，是为不病之本。若有缺绝，则祸必来矣。要在临病之时，存神内想，息气内观[1]，心不妄视，著意精察，方能通神明，探幽微，断死决生，千无一误，死之证兆，具之于后。

黑色起于耳目鼻上，渐入于口者死。

赤色见于耳目额者，五日死。

黑白色入口鼻目中者，五日死。

黑或如马肝色，望之如青，近则如黑者死。

张口如鱼，出气不反者死。

循摸衣缝者死。

妄语错乱及不能语者死，热病即不死。

尸臭不可近者死。

面目直视者死。

肩息者，一日死。

面青人中反者，三日死。

面无光，牙齿黑者死。

面青目黑者死。

鼻穴与身体的对应

诊断疾病时，观察鼻部周围颜色的变化是重要一环，要想诊断准确，首先必须明确鼻部不同穴位与身体的对应关系。图中左侧穴位与右侧相同。

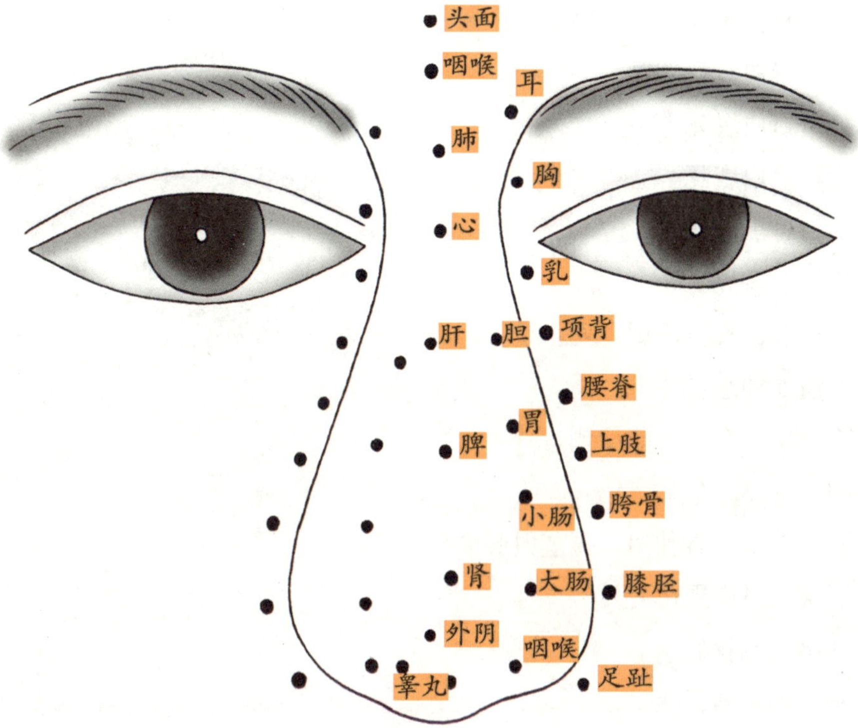

面白目黑者，十日死。

面赤眼黄，即时死。

面黑目白者，八日死。

面青目黄者，五日死。

眉系倾者，七日死。

齿忽黑色者，三十日死。

发直者，十五日死。

遗尿不觉者，五六日死。

唇口乍干黑者死。

爪甲青黑色死。

头目久痛，卒视不明者死。

舌卷卵缩者死。

面黑直视者死。

面青目白者死。

面黄目白者死。

面目俱白者死。

面目青黑者死。

面青、唇黑者死。

发如麻，喜怒不调者死。

发眉如冲起者死。

面色黑，胁满不能反侧者死。

面色苍黑，卒肿者死。

掌肿无纹，脐肿出，囊茎俱肿者死。

手足爪甲肉黑色者死。

汗出不流者死。

唇反人中满者死。

阴阳俱绝②，目匡陷者死。

五脏内外绝，神气不守，其声嘶者死。

阳绝阴结，精神恍惚，撮空裂衣者死。

阴阳俱闭，失音者死。

荣卫耗散，面目浮肿者死。

心绝于肾，肩息，回眄③，目直者，一日死。

肺绝则气去不反，口如鱼口者，三日死。

骨绝，腰脊痛，肾中重，不可反侧，足膝后平者，五日死。

肾绝，大便赤涩，下血，耳干，脚浮，舌肿者，六日死，又曰足肿者九日死。

脾绝，口冷，足肿，胀泄不觉者，十二日死。

筋绝，魂惊，虚恐，手足爪甲青，呼骂不休者，八九日死。

常见疟疾与治疗

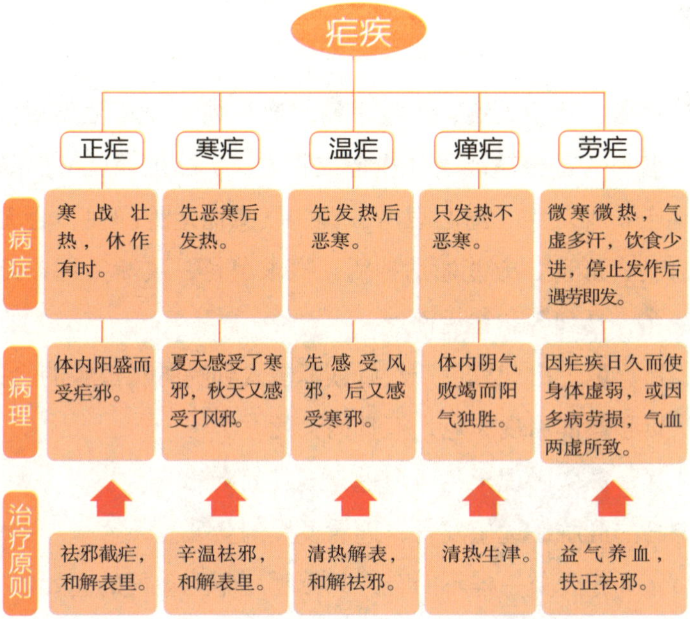

肝绝，汗出如水，恐惧不安，伏卧，目直面青者，八日死；又曰，即时死。

胃绝，齿落，面黄者，七日死；又曰十日死。

凡此，察听之，更须详酌者矣！

【注释】

①内观：内视，即“内视返听”五脏六腑，观察疾病发生的原因。

②阴阳俱绝：论脉象时，指寸、关、尺均无脉应指。脉搏只见于尺部，称为“阴绝”；只见于寸口，称为“阳绝”。此篇论声色形证而不论脉，所以似指阴阳气俱耗竭的病机。

③回眄（miǎn）：黑睛向上反视。

【译文】

人有五脏六腑，营卫关窍，平生最需气血和顺，经脉循环不息，才是健康的根本。假若那一部分功能受到损害或脱失，那么灾祸就必然降临了。临证的关键是在于精神集中，潜心思考，调匀气息而运神内视，心无杂念而目不妄视，注意精察形证，方能通达神明，探求奥秘，决断生死，万无一失。死亡的证候征兆，具列各条在后面。

患者耳、目、鼻上出现黑色，然后逐渐侵入到嘴唇和口腔的会死。

患者耳、目和额部出现赤色，五日内会死。

患者口、目、鼻中出现黑色或白色，五日内会死。

患者面像马的肝脏，远望发青，近看发黑的会死。

患者的口张开像死鱼一样不闭合，只见呼气不见吸气的会死。

患者证见循回反复地抚摸衣物边缘缝隙的会死。

患者证见胡言乱语而举止错乱，或不能言语的会死，属热病所致就不会死。

患者身体发出尸臭，使人不便接近的会死。

患者两眼向前直视不动的会死。

患者呼吸时抬高双肩的，一日内会死。

患者面色发青，人中翻转的，三日内会死。

患者面无光泽，牙齿发黑的会死。

患者面色发青，眼部晦黑的会死。

患者面色发白，眼部晦黑的，十日内会死。

患者面色发红，眼部发黄的，即时会死。

五脏荣枯在面色上的表现

五脏的荣枯会在面色上有所表现，而五色又对应身体的五脏，所以，观察面部颜色的变化可以推测一个人五脏的健康状况。

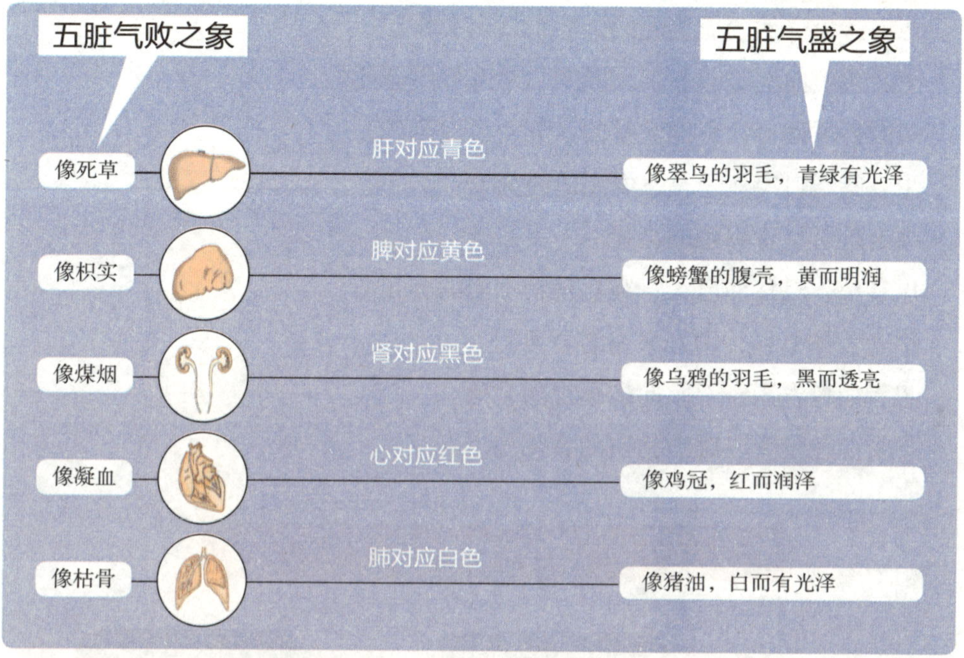
五脏气败之象
五脏气盛之象
像死草
肝对应青色
像翠鸟的羽毛，青绿有光泽
像枳实
脾对应黄色
像螃蟹的腹壳，黄而明润
像煤烟
肾对应黑色
像乌鸦的羽毛，黑而透亮
像凝血
心对应红色
像鸡冠，红而润泽
像枯骨
肺对应白色
像猪油，白而有光泽

面色、脉象与疾病

面色	脉象	表现	属性	病因
赤	脉象急疾而坚实	气滞于胸，饮食困难	心脉	思虑过度，心气伤，邪气乘虚侵袭人体
白	脉象疾、躁而浮，且上虚下实	易惊恐，胸中邪气压迫肺而致喘息	肺脉	外伤寒热，醉后行房
青	脉象长而有力，左右弹及手指	腰痛、脚冷、头痛等	肝脉	伤于寒湿
黄	脉象大而虚	气滞于腹，自觉腹中有气上逆，常见于女子	脾脉	四肢过度劳累，出汗后受风侵袭
黑	脉象坚实而大	邪气积聚在小腹与前阴的部位	肾脉	用冷水沐浴后入睡，受寒湿之气侵袭

患者面色发黑，眼部枯白的，八日内会死。

患者面色发青，眼部发黄的，五日内会死。

患者眉、睫、眼都低垂倾倒的，七日内会死。

患者牙齿突然变成黑色的，三十日内会死。

患者头发向上竖起而不柔顺的，十五日内会死。

患者遗尿而自己不能觉察的，五六日内会死。

患者唇、口突然干枯、发黑的会死。

患者爪甲呈青黑色的会死。

患者头、目疼痛已久，突然视物不明的会死。

患者舌体上卷，睾丸挛缩的会死。

患者面色发黑，双眼向前凝视的会死。

患者面色发青，眼中枯白的会死。

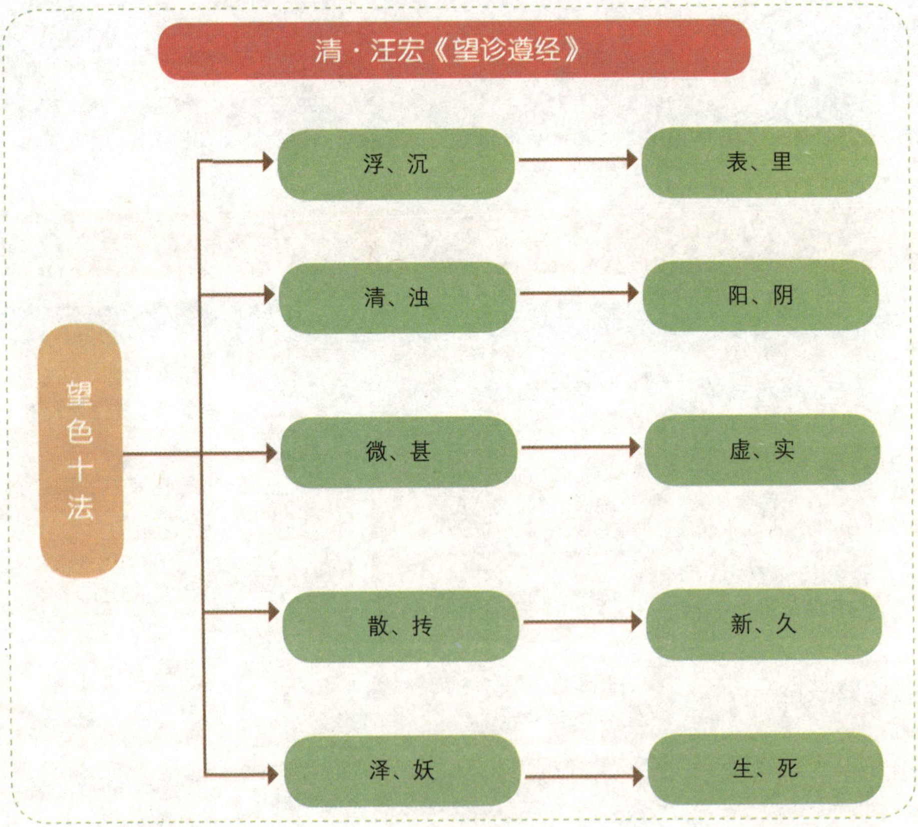

患者面色发黄，眼中枯白的会死。

患者颜面、眼中均白如枯骨的会死。

患者颜面、眼中均呈青黑色的会死。

患者面色发青，嘴唇发黑的会死。

患者头发如同黄麻，喜怒无常的会死。

患者头发、眉毛像冲起一样直竖着的会死。

患者面色发黑，胁下胀满，不能转侧的会死。

患者面色苍黑，猝然发肿的会死。

患者手掌发肿，掌纹不显，脐部肿大突出，阴囊、阴茎都肿大的会死。

患者手、足爪甲中的肉呈黑色的会死。

患者汗出黏腻不流的会死。

患者嘴唇翻转，人中平满的会死。

患者阴阳之气俱绝竭，目眶下陷的会死。

患者五脏之气绝竭于内，五脏色脉绝竭于外，精神不能保持，言语声音嘶哑的会死。

患者阳气绝竭阴气枯竭，精神恍惚，摸撮空处，扯开衣服的会死。

患者阴阳俱闭，语声不能发出的会死。

患者营血卫气耗散，见面目浮肿的会死。

患者心气绝，见呼吸时抬肩，黑睛向上反视或双目向前凝视的，一日内会死。

患者肺气绝可见气出不返，张开口如鱼口那样不能闭合的，三日内会死。

患者骨绝，可见腰背作痛，感腰部中沉重，不可转侧，足膝的后部平满的，五日内会死。

患者肾气绝，见小便赤涩，大便下血，耳轮干枯，足部浮肿，舌体肿胀的，六日内会死。又有一说，足部肿大的，九日内会死。

患者脾气绝，见口冷，足肿，腹胀，泄泻而自己不能觉察的，十二日内会死。

患者筋绝，见神情惊惧，无由而又自感恐慌，手足爪甲发青，呼喊咒骂不止的，八九日内会死。

患者肝气绝，见汗出如水淌，恐惧不安，俯卧，双目发呆，面色发青的，八日内会死。又有一说，即时会死。

患者胃气绝，见牙齿脱落，面色发黄，七日内会死。又有一说，十日内会死。

以上这些证候，都是察听形证脉候，更须详细审察，谨慎对待。

卷下

疗诸病药方六十七首

万应丸

甘遂、芫花、大戟、大黄、三棱、硼砂各三两，巴豆（和皮）、干漆（炒）、蓬术、桑白皮、栀子仁各二两　当归、黑牵牛、五灵脂各五两，泽泻八两，槟榔、木通、雷丸、诃子各一两，皂角（去皮弦）七定。

上二十味，剉碎，洗净，入米醋二斗，浸三日，入银器或石器内，慢火熬，令醋尽，焙干焦，再炒为黄色，存性。入后药：

木香、丁香、肉桂（去皮）、肉豆蔻、白术、黄芪、没药、附子（炮去皮脐）、茯苓、赤芍药各一两，川芎、牡丹皮、白牵牛、干姜、陈皮、芸台（炒）各二两，地黄、鳖甲（醋炙）　青皮各三两，南星（浆水煮软切焙）二两。

上二十味，通前共四十味，同杵罗为末，醋煮面糊为丸，如绿豆大，用度谨具如左，合时须在一净室中，先严洁斋心，涤虑焚香，精诚恳诸方圣者以助药力，尤效速也。

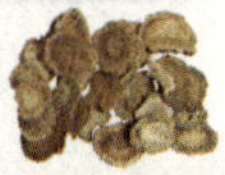
木香

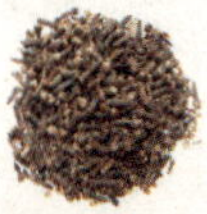
丁香

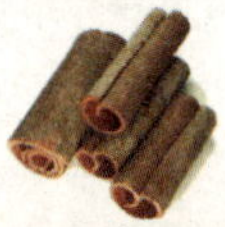
肉桂

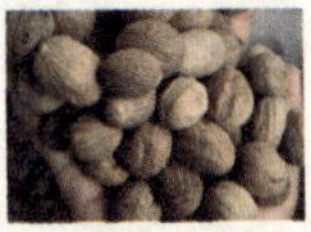
肉豆蔻

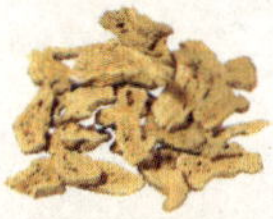
白术

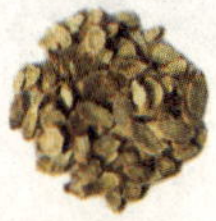
黄芪

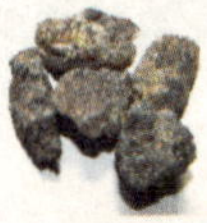
没药

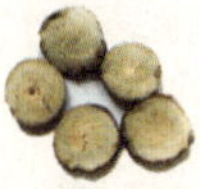
附子

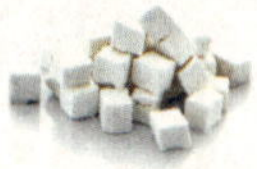
茯苓

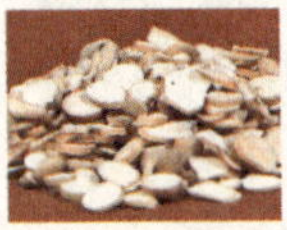
赤芍药

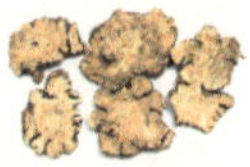
川芎

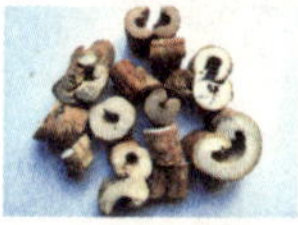
牡丹皮

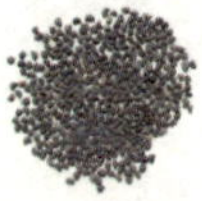
白牵牛

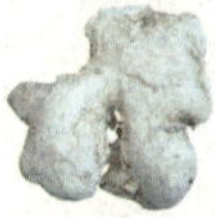
干姜

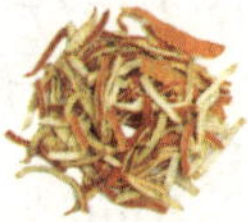
陈皮

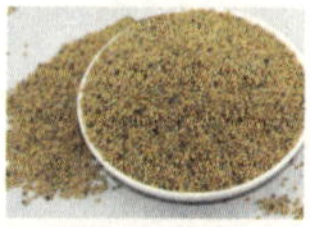
芸台籽

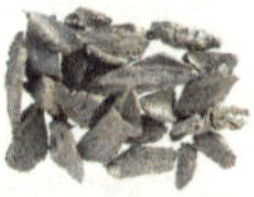
地黄

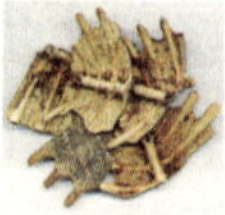
鳖甲

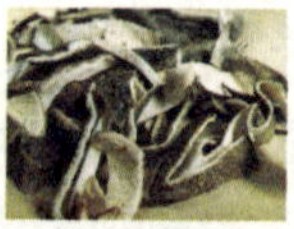
青皮

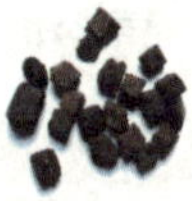
南星

结胸①伤寒，用油浆水下七丸，当逐下恶物，如人行二十里未动（再服）。

多年积结、殗食②、癥块，临卧水下三丸至五丸。每夜服之，病即止。

如记得因伤物作积，即随所伤物下七丸（小儿、妊妇、老人勿服）。

水气，通身肿黄者，茯苓汤下五丸，日二服，水消为度。如要消酒、进食，生姜汤下一丸。

食后腹中一切痛，醋汤下七丸。

膈气噎病③，丁香汤下三丸（夜一服）。

因伤成劳，鳖甲汤下七丸（日三服。渐安，减服）。

小肠痃癖④气，茴香汤下三丸。

大小便不通，蜜汤下五丸（未通，加至七丸）。

九种心痛⑤，茱萸汤下五丸（立止）。

尸注走痛，木瓜汤下三丸。

脚气，石楠汤下五丸（每日食前服）。

卒死⑥气未绝，小便化七丸，灌之立活。

产后血不行，当归酒下三丸。

血晕⑦、血迷、血蛊⑧、血痢⑨、血胀、血刺、血块、血积⑩、血癥⑪、血瘕⑫，并用当归酒下二丸（逐日服）。

难产⑬、横倒⑭，榆白皮汤下二丸。胎衣不下，烧称锤通红，以酒淬之，带热下二丸。惟孕妇患不可服，产急难，方可服之。

脾泻血痢，干姜汤下一丸。

赤白痢，甘草干姜汤下一丸。

赤痢，甘草汤下一丸。

白痢，干姜汤下一丸。

胃冷吐逆，并反胃吐食，丁香汤下二丸。

卒心腹痛，不可忍者，热醋盐汤下三丸。

如常服一丸，临卧茶清下。

五烂⑮疾，牛乳下一丸（每日二服）。

如发疟时，童子小便，酒下十丸。化开灌之，吐利即愈，其效如神，疗万病。

【注释】

①结胸：病证名，出自《伤寒论·太阳病》篇。症见邪气结于胸中，即胃脘部位，心下痛，按之硬满。

②殗（yè）食：停留积聚已久的食物。

③膈气噎病：即膈噎，又称噎膈。症见饮食吞咽受阻，或食入即吐。

④痃（xuán）癖：古病名，泛指脐腹部及胁肋下的积块。

⑤九种心痛：出自《金匮要略·胸痹心病气短气病》篇。但后世有多种概括，如《千金要方》指虫心痛、注心痛、风心痛、悸心痛、食心痛、饮心痛、冷心痛、热心痛、来去心痛。

⑥卒死：突然死亡，又称暴死。

⑦血晕：病名，即产后眩晕。

⑧血蛊：病名，出自本篇，又见《石室秘录·内伤门》，称血鼓。症见腹部膨隆，青筋曲张，大便色黑，或见吐衄。

⑨血痢：病名，出自本篇，又见《诸病源候论·痢病诸候》。症见痢下夹血或下纯血，又称赤痢。

⑩血积：病名。出自本篇，又见《儒门事亲·五积六聚》。症见脘腹或

胁下有块不移，时常疼痛，面色暗黑，腹部青筋显露，大便呈黑色。

⑪血癥：古病名，出自本篇，又见《杂病源流犀烛·积聚癥瘕痃癖痞源流》。症见腹部可触及肿块，固着不移，质硬，疼痛。

⑫血瘕：古病名，现首见《素问·阴阳类论》。症见妇女腹生肿块，时聚时散，时痛时缓。

⑬难产：病名，指胎儿娩出发生困难，是各种异产的总称。

⑭横倒：横生倒产的合称。症见分娩时婴儿手先下，即横生；或儿臂或儿足先下，即倒产。

⑮烂：赵本作“痈”，疑是。

疗万病六神丹

雄黄（研）、矾石（烧）、巴豆（去皮）、附子（炮）各一两，藜芦三两，朱砂二两（一两别研，一两为衣）。

上为末，炼蜜为丸如小豆大，一等作黍米大。男子百疾，以饮服二丸。小儿量度与小者服，得利即差。

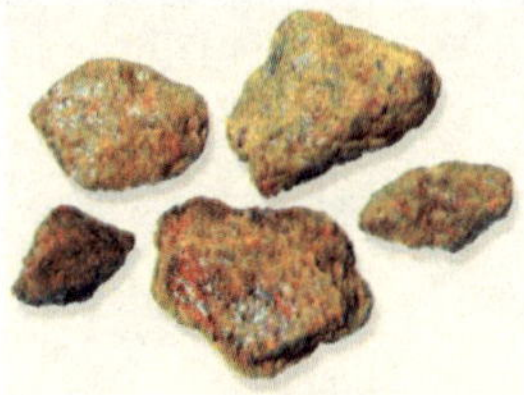

雄黄

矾石

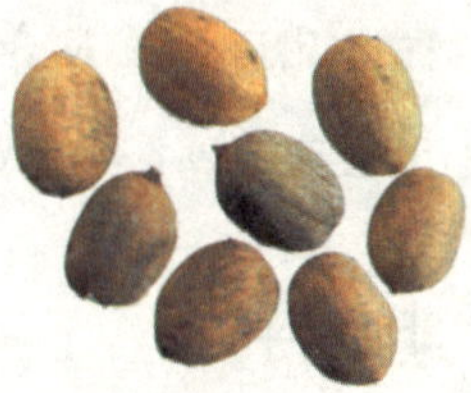

巴豆

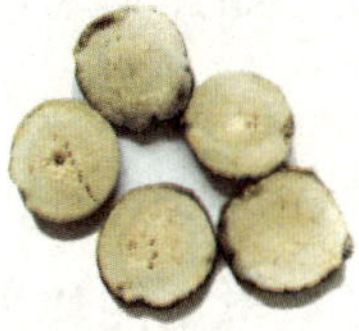

附子

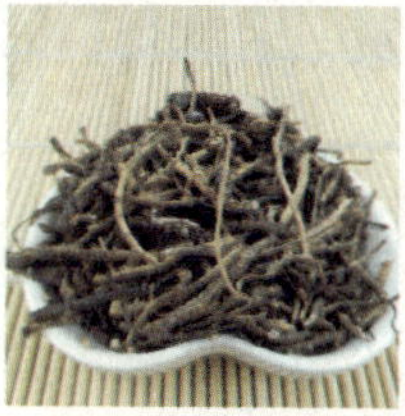

藜芦

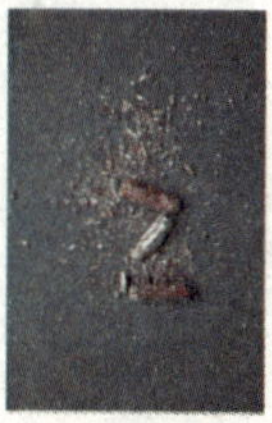

朱砂

安息香丸

治传尸，肺痿，骨蒸①，鬼疰，卒心腹疼，霍乱②吐泻，时气③瘴疟④，五利，血闭，痃癖，丁肿，惊邪诸疾。

安息香、木香、麝香、犀角、沉香、丁香、檀香、香附子、诃子、朱砂、白术、荜茇各一两，乳香、龙脑、苏合香各半两。

上为末，炼蜜成剂，杵一千下，丸如桐子大，新汲水化下四丸。老幼皆一丸。以绛囊子盛一丸，弹子大，悬衣，辟邪毒魍魉⑤甚妙。合时，忌鸡、犬、妇人见之。

【注释】

①骨蒸：病证名。症见自感内如蒸，潮热而无力。

②霍乱：病名，出自《灵枢·五乱》。症见突然起病，大吐大泻，烦闷不舒。

③时气：病名，泛指季节流行病。

④瘴疟：古病名，指因受山岚瘴毒而发的危重疟疾，症见疟发时神志昏迷，狂言乱语，或声音嘶哑。

⑤魍魉（wǎngliǎng）：古代传说中的山川精怪。

明月丹

治传尸劳。

雄黄、木香各半两，兔粪二两，轻粉、天灵盖（炙）各一两，鳖甲（大者去裙边，醋炙焦黄）一个。

上为末，醇酒一大升，大黄一两熬膏，入前药末为丸，如弹子大，朱砂为衣。

如是传尸劳，肌瘦面黄，呕吐血，咳嗽不定者是也。先烧安息香，令烟起，吸之不嗽者，非传尸也，不可用此药。若吸烟入口，咳嗽不能禁止者，乃传尸也，宜用此药。五更初，勿令人知，以童子小便与醇酒共一盏，化一丸服之。如人行二十里，上吐出虫，其状若灯芯而细，长及寸，或如烂李，又如虾蟆，状各不同。如未效，次日再服，以应为度。仍须初得，血气未尽、精神未乱者可用之。

起蒸中央汤

黄连五两。

上㕮咀①，以醇酒二斗同熬成膏，每夜以好酒化下弹子大一丸，汗出为度，仍服补药射脐丸。

【注释】

①㕮咀（fǔjǔ）：用器具咬啐或切碎药物的方法。

补药麝脐丸

麝脐①一枚烧灰，地黄（洗）、地骨皮、山药、柴胡各一两，白术二两，活鳖一个（重二斤者佳）。

上将鳖入醇酒一升，煮令焖熟，研细；入汁，再熬膏；入末，丸如桐子大。酒服二十丸，日二夜一。蒸，谓骨蒸也。气血相抟，久而瘦弱，遂成劳伤、肉消、毛落、妄血、喘咳者，是也，宜以前法治之。

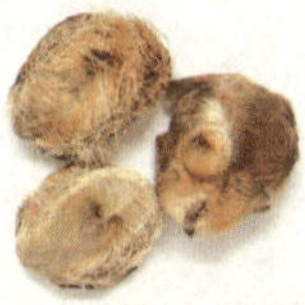
麝脐

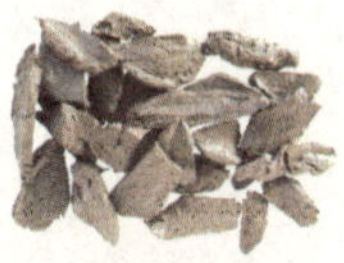
地黄

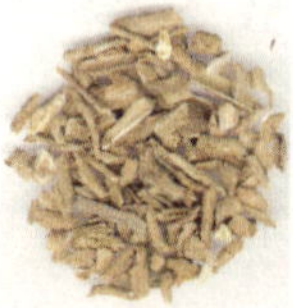
地骨皮

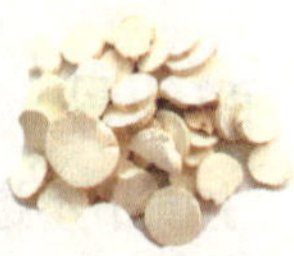
山药

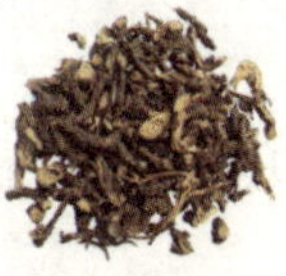
柴胡

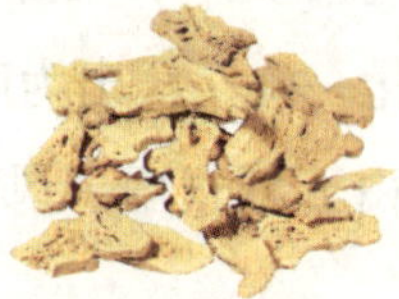
白术

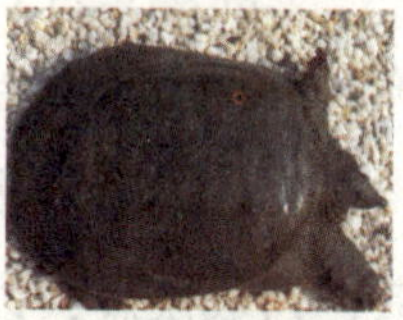
活鳖

【注释】

①麝脐：即麝香壳，是麝香囊取出以后剩下的脐部脂肪所结的外壳。

太上延年万胜追魂散

人参（去芦）、柴胡（去苗）、杏仁（去皮尖）、天灵盖（炙）各一两，蜀椒一分，桃柳心一小握。

上为末，童子小便一升，末一两，垍瓶①中煎，令熟。空心，日午各进一服。经五日效。

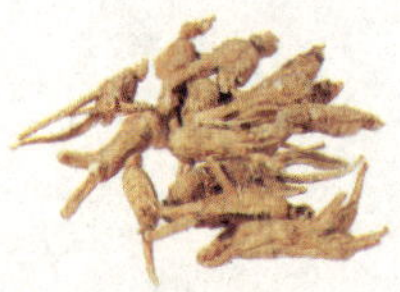
人参

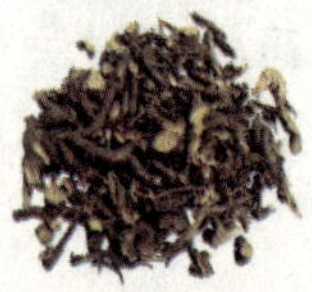
柴胡

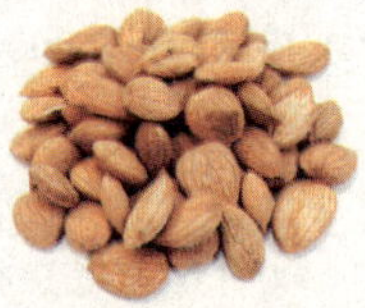
杏仁

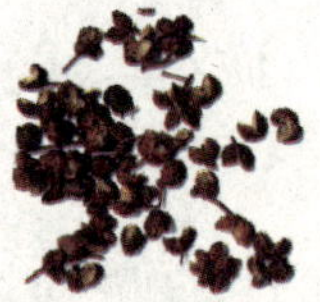
蜀椒

【注释】

①垍（jì）瓶：陶制的瓶罐。

醉仙丹

主偏枯不遂，皮肤不仁。

麻黄（去节，水煮，去沫，焙干，作末）一升，南星（大者）七个，大附子（黑者）三个，地龙（去土）七条。

上除麻黄外，先末之。次将麻黄末，用醇酒一升，熬成膏，入末，丸如弹子大，每服食后，临睡，酒化一丸，汗出为度。

偏枯不遂，皮肤不仁，皆由五藏气虚，风寒暑湿之邪蓄积于中，久而不散，乃成疾焉，以前法主之。

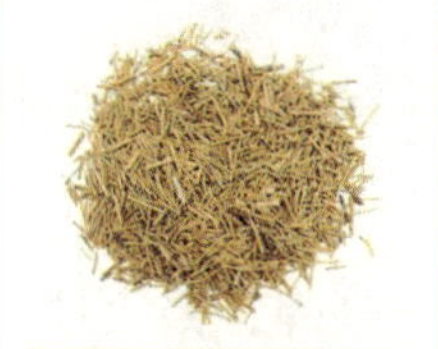
麻黄

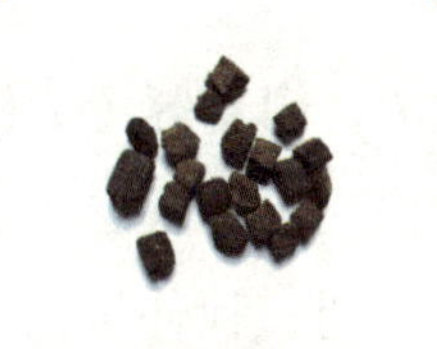
南星

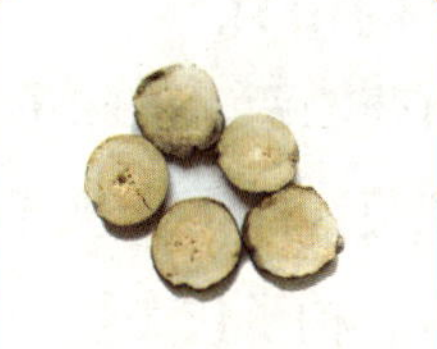
附子

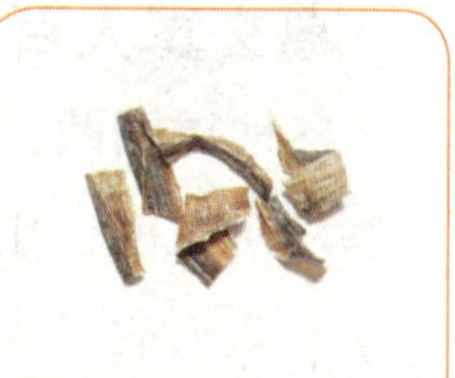
地龙

灵乌丹

治一切冷疾、疼痛、麻痹、风气。

川乌（河水浸七日，换水浸。去皮尖，切片，干之）一斤，牛膝（酒浸，焙）二两，何首乌（制，如川乌法）四两。

上为末，炼蜜丸如桐子大，朱砂为衣。空心，酒下七丸，渐加至十丸。病已即止。

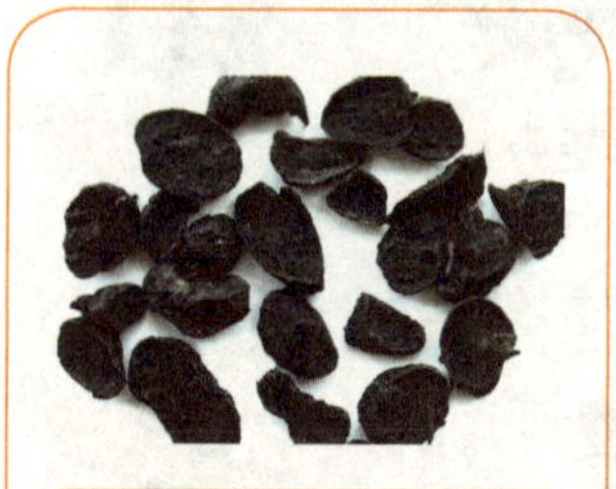
川乌

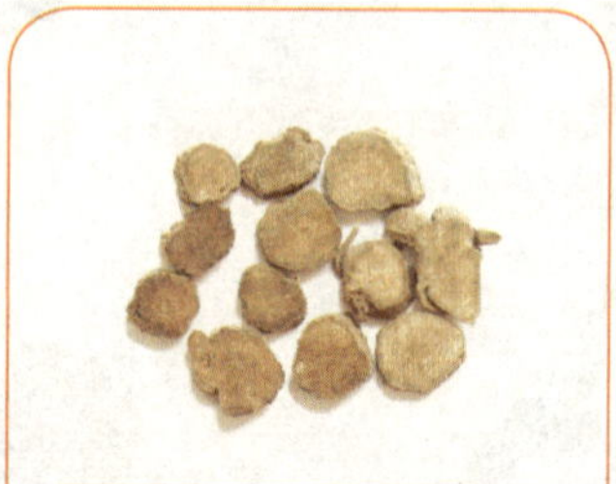
牛膝

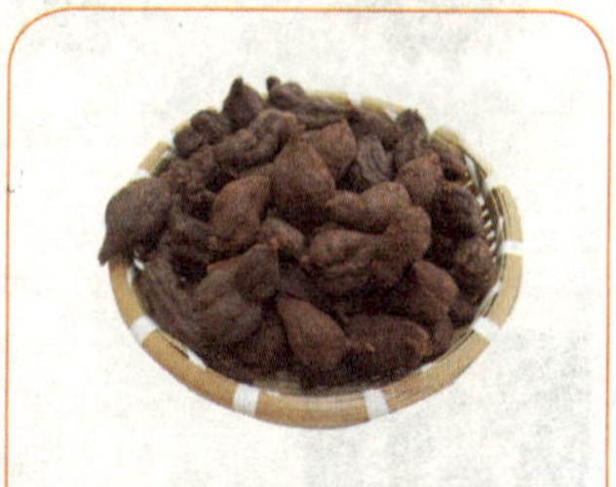
何首乌

扁鹊玉壶丹

驻颜补暖，祛万痛。

硫黄一斤（以桑灰淋浓汁五斗，煮硫黄令伏，以火煅之，研如粉。掘一地坑子，深二寸许，投水在里，候水清，取调硫黄末，稀稠得所。磁器中煎干，用鳌一个，上傅以砂，砂上铺纸，鳌下以火煅热，即取硫黄滴其上，自然色如玉矣）。

上以新炊饭为丸，如麻子大。空心、食前，酒下十丸。

葛玄真人百补构精丸

熟地黄四两，山药二两，五味子六两，肉苁蓉（酒浸一宿）三两，牛膝（酒浸）二两，山茱萸、泽泻、茯苓（去皮）、远志（去心）、巴戟天（去心）、赤石脂、石膏、柏子仁（炒）各一两，杜仲（去皮，剉碎，慢火炒，令丝断）三两。

上为末，炼蜜丸如桐子大。空心、温酒下二十丸。男子妇人皆可服。

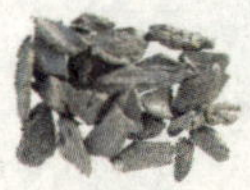
熟地黄

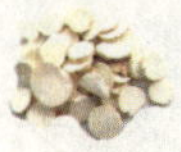
山药

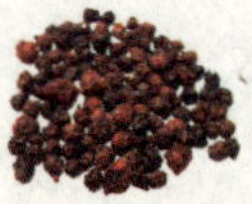
五味子

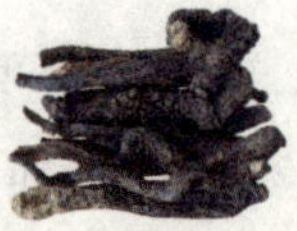
肉苁蓉

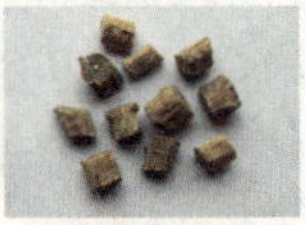
牛膝

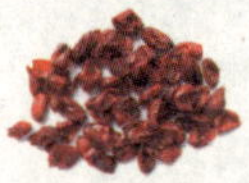
山茱萸

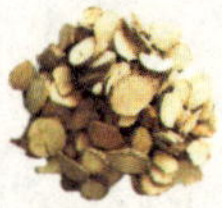
泽泻

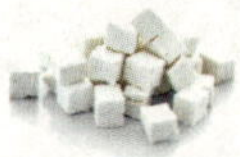
茯苓

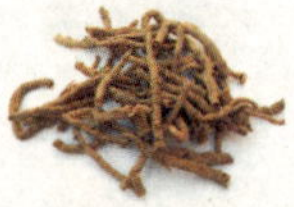
远志

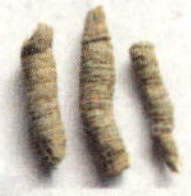
巴戟天

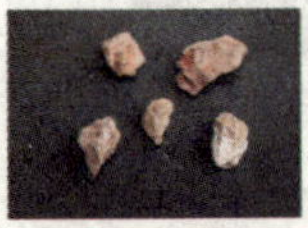
赤石脂

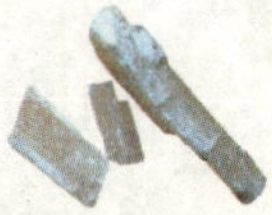
石膏

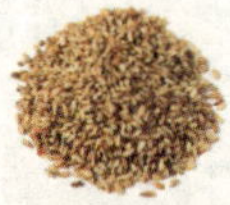
柏子仁

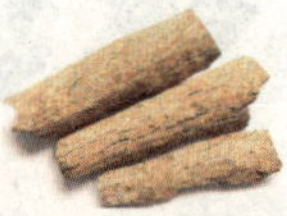
杜仲

涩精金锁丹

韭子一斤（酒浸三宿，滤出焙干，杵为末）。

上用酒糊为丸，如桐子大，朱砂为衣。空心、酒下二十丸。

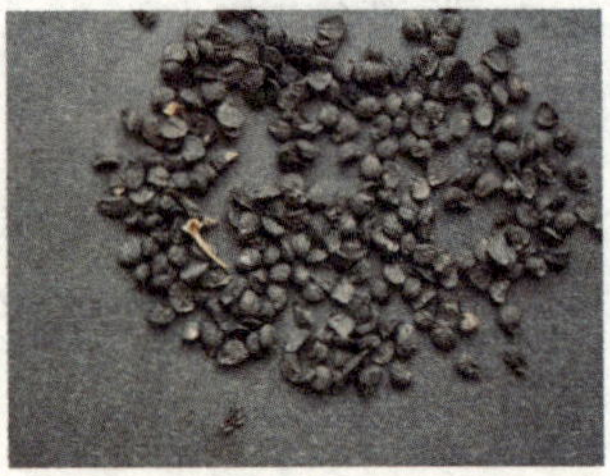
韭子

疗百疾延寿酒

黄精四斤，天冬三斤，松叶六斤，苍术四斤，枸杞子五升。

上以水三硕①，煮一日，取汁，如酿法成②。空心，任意饮之。

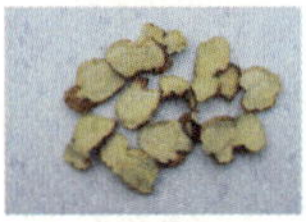
黄精

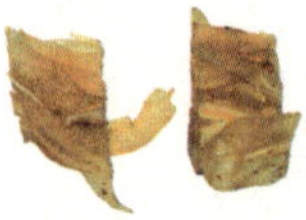
天冬

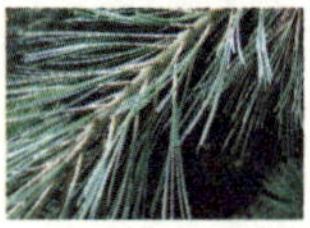
松叶

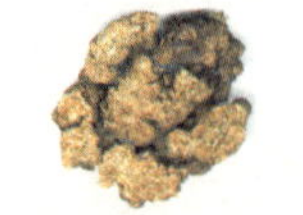
苍术

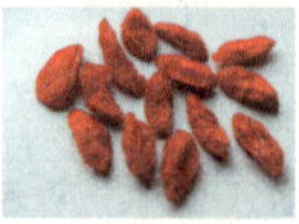
枸杞子

【注释】

①硕（shí）：借作“石（dàn）”，古代十斗为一石。

②如酿法成：像酒那样制成。

交藤丸

驻颜长算①，祛百疾。

交藤根一斤（紫色者，河水浸七日，竹刀刮去皮，晒干），茯苓五两，牛膝二两。

上为末，炼蜜，搜②成剂，杵一万下，丸如桐子大，纸袋盛之。酒下三十丸，空心服。久服延寿。忌猪羊肉。

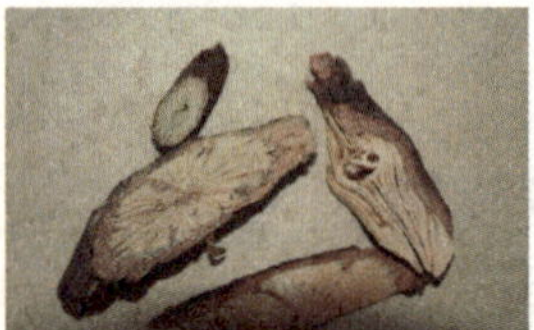
交藤根

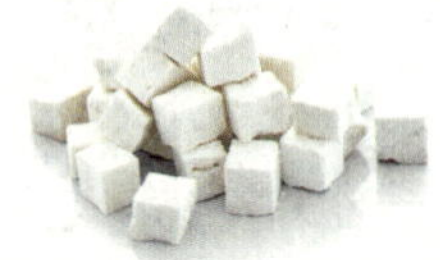
茯苓

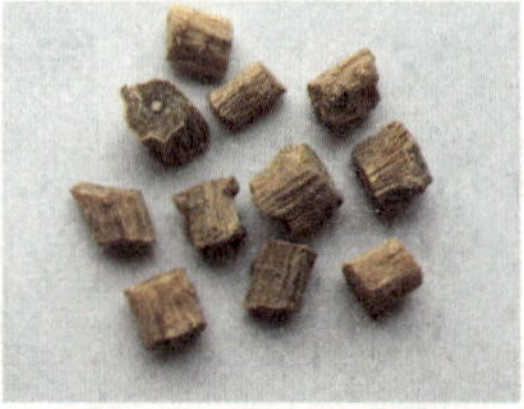
牛膝

【注释】

①长算：长命，长寿。

②搜：调和。

天仙丸

补男子妇人虚乏。

天仙子①、五灵脂各五两。

上炒，令焦黑色，杵末，以酒糊为丸如绿豆大。食前，酒服十五丸。

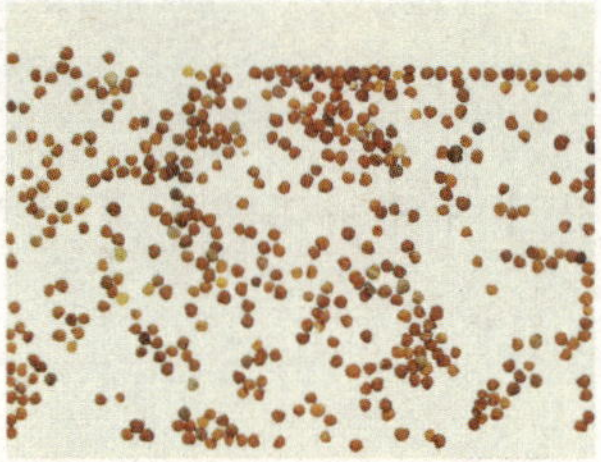

天仙子

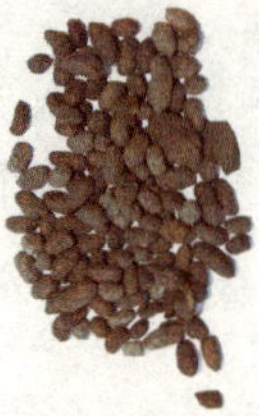

五灵脂

【注释】

①天仙子：此方疑有误，此药性苦温，有大毒，无补虚作用。

左慈真人（陆本无此上四字，作善养）千金地黄煎

生地黄一秤（取汁，于石器中，熬成膏，入熟干地黄末，看硬软剂，杵千下）。

上丸如桐子大，每服二十丸，空心服，久服断欲，神仙不死。

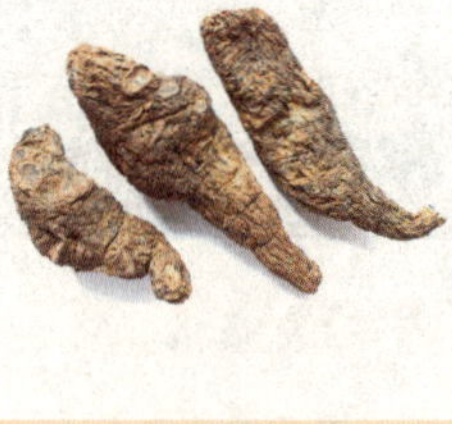

生地黄

取积聚方

轻粉、粉霜、朱砂各半两，巴豆霜二钱半。

上同研匀，炼蜜作剂，旋丸如麻子大。生姜汤下三丸。量虚实加减。

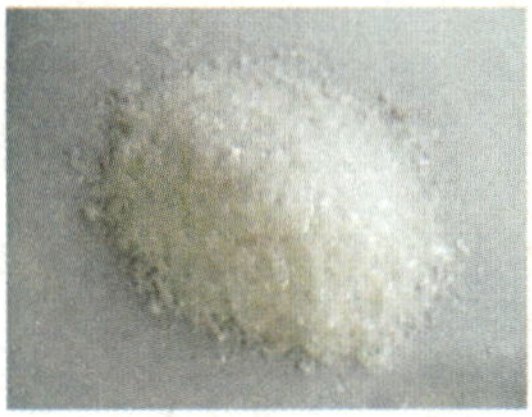

轻粉

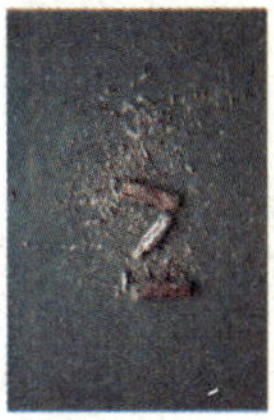

朱砂

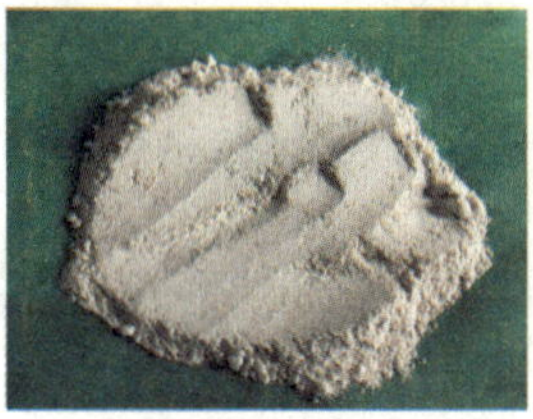

巴豆霜

治癥瘕方

大黄（湿纸裹，煨）、三棱（湿纸裹，煨热，剉），硼砂（研），干漆（炒，令烟尽），巴豆（去皮，出油）。

已上各一两，为末，醋一升，熬成膏，入后药：

木香、丁香、枳实（麸炒，去穰）、桂心各一两。

上为末，入前项膏子和成剂，杵千下，为丸，如绿豆大。饮服三五丸，食后服。

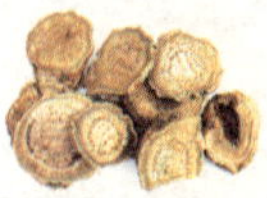

大黄

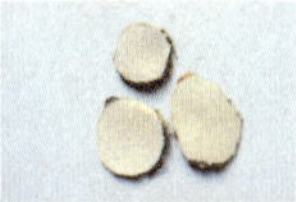

三棱

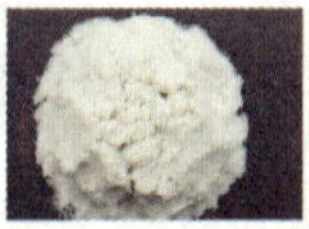

硼砂

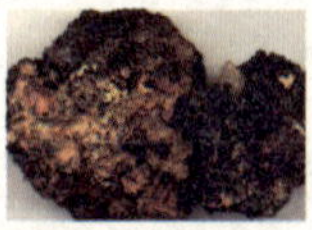

干漆

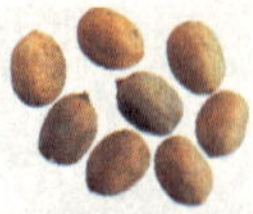

巴豆

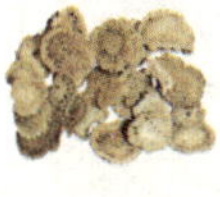

木香

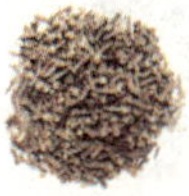

丁香

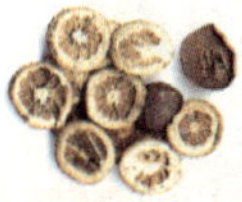

枳实

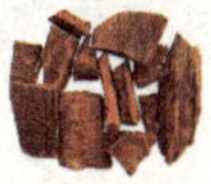

桂心

通气阿魏丸

治诸气不通，胸背痛，结塞闷乱者，悉主之。

阿魏二两，沉香一两，桂心半两，牵牛末二两。

上先用醇酒一升，熬阿魏成膏，入药末为丸樱桃大，朱砂为衣。酒化一丸。

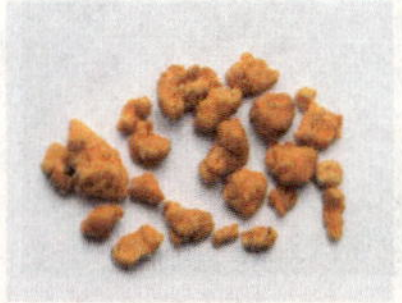
阿魏

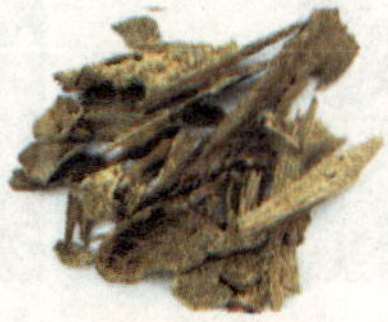
沉香

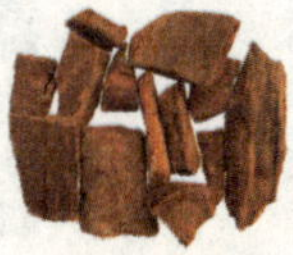
桂心

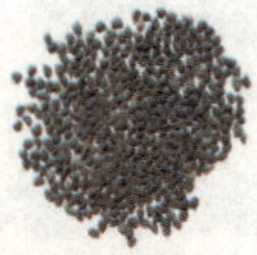
牵牛末

治尸厥卒痛方

尸厥者，谓忽如醉状，肢厥而不省人事也。卒痛者，谓心腹之间，或左右胁下，痛不可忍，俗谓鬼箭者是。

雄黄（研）、朱砂（研）各二两。

尸厥病的形成与治疗

尸厥病是人体经脉经气衰竭，导致身体麻木失去知觉的状态，这主要是由于络于耳内的五条经脉的络脉经气衰竭所致。治疗时应针刺下图右侧标示的穴位。

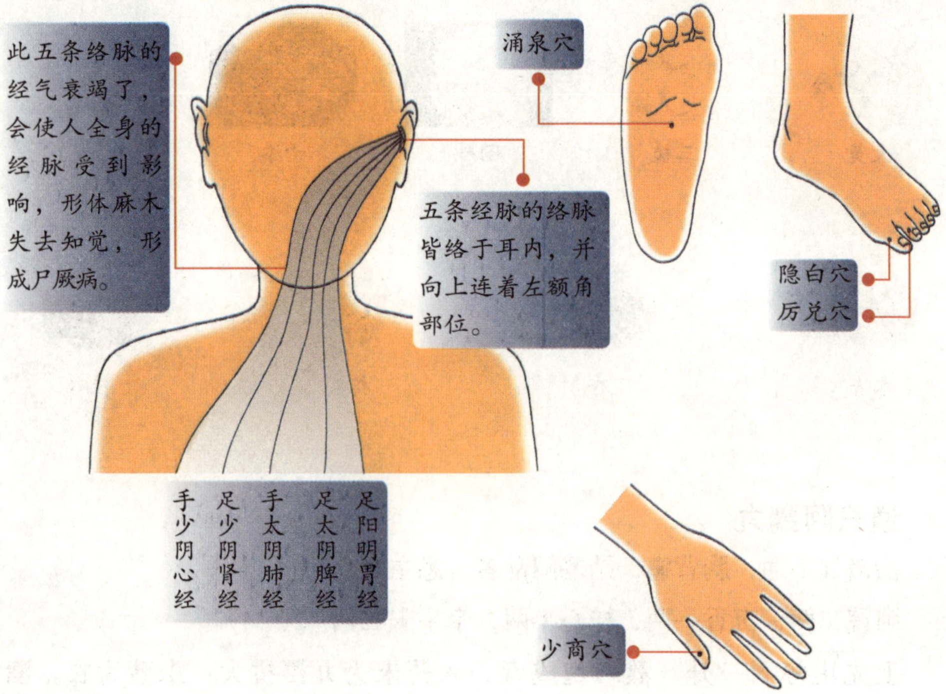

上二味再同研匀，用大蒜一头，湿纸裹、煨，去纸，杵为丸，樱桃大。每服一丸，热酒化下。

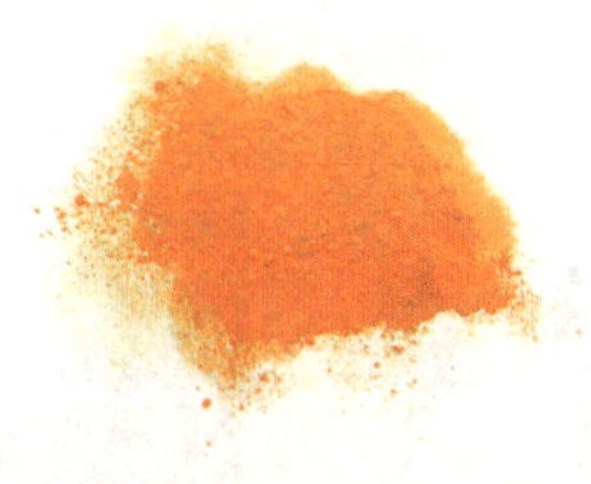

雄黄

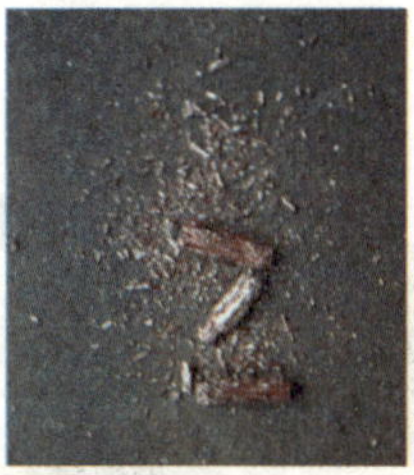

朱砂

鬼哭丹

主腹中诸痛，气血凝滞，饮食未消，阴阳痞隔，寒热相乘，抟而为痛，宜以此方主之。

川乌（生）十四个，朱砂一两，乳香一分。

上为末，以醋一盏，五灵脂末一两，煮糊和丸如桐子大，朱砂为衣。酒下七丸，男子温酒下，女人醋汤下。

治心痛不可忍者

木香、蓬术各一两，干漆（炒）一分。

上为末，每服一钱，热醋汤调下，入口立止。

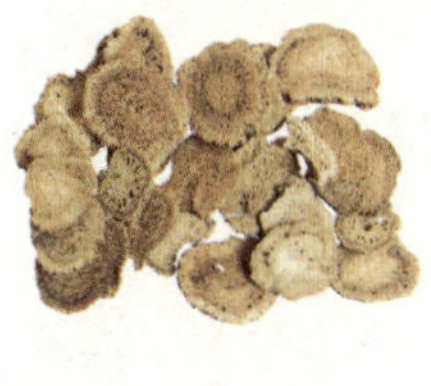

木香

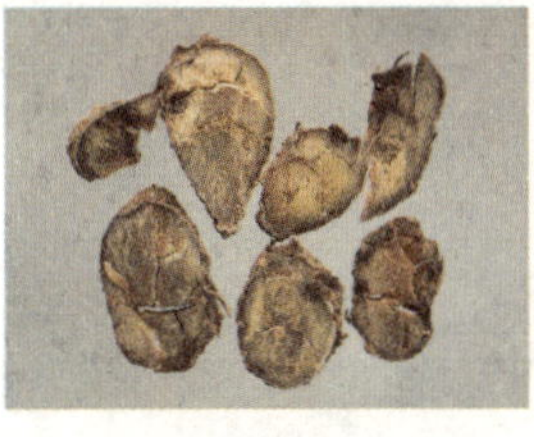

蓬术

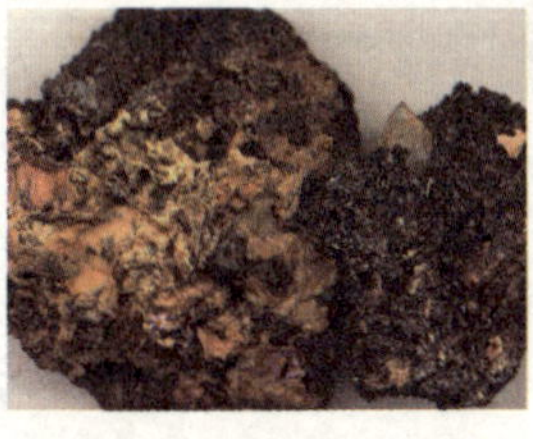

干漆

取长虫兼治心痛方

大枣（去核）廿一个，绿矾一两（作二十一块，子填枣中，面裹烧红，去面），雷丸七个，轻粉、木香、丁香各一钱，水银半两（入铅半两，溶成砂子）。

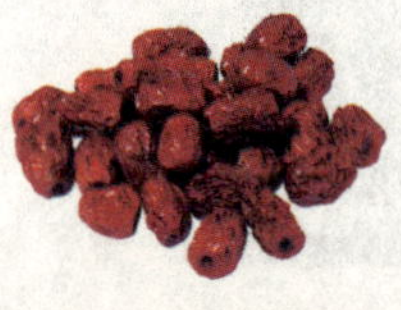
大枣

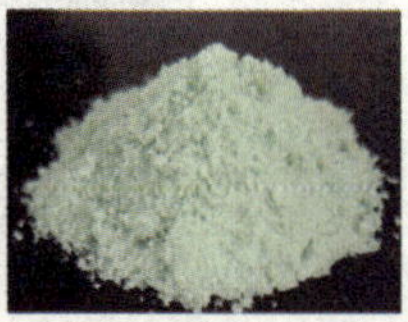
绿矾

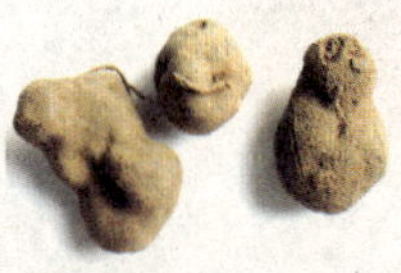
雷丸

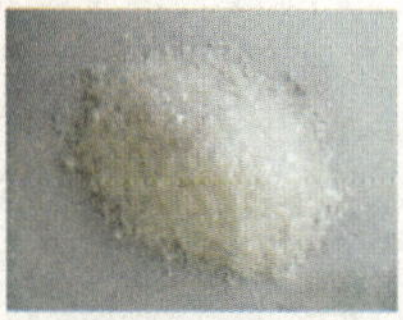
轻粉

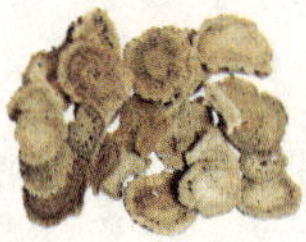
木香

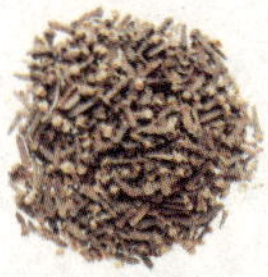
丁香

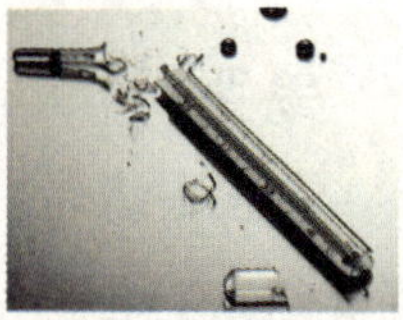
水银

上为末。取牛肉二两，车脂[①]一两，与肉同剉，令烂。米醋一升煮肉，令成膏，入药同熬，硬软得所[②]，入臼中，杵三二千下。丸如酸枣大。丸时先以绯[③]线一条，丸在药中，留二尺许作系。如有长虫[④]者，五更初，油浆水吞下一丸，存线头勿令吞尽。候少顷，心中痛，线动，即急拽线，令药出，则和虫出。若心气痛不可忍者，热醋汤化下一丸，立止。

【注释】

①车脂：车轴上的滑油。

②得所：恰到好处；适中。

③绯（fēi）：红色，深红色。

④长虫：蛔虫。

治虫毒方

水银、密陀僧、黄丹、轻粉、大黄、丁香、诃子、雄雀粪各一两。

上为末。每服二钱，用面半两，共水和成油饼食之。又法，作棋子，入浆水，煮热食之。

破棺丹

治阴厥，面目俱青，心下硬，四肢冷，脉细欲绝者。

硫黄一两（无灰酒煮三日三夜，如耗旋添暖酒，日足取出，研为末），丹砂一两（研匀细）。

上以酒煮糊为丸，如鸡头[①]大，有此病者，先于净室中，勿令人知，度[②]患者长短，掘一地坑子，深一尺以来，用苜蓿火烧，令坑子极热，以醋五升沃[③]，令气出，内铺衣被盖坑，以酒化下一丸，与患者服之。后令患者卧坑内，盖覆，少时汗出，即扶病者，令出无风处，盖覆。令患者四肢温，心下软，即渐去衣被，令通风，然后看虚实调补。

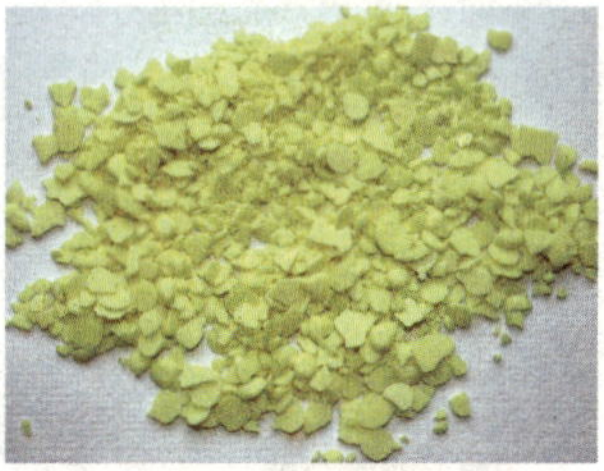

硫黄

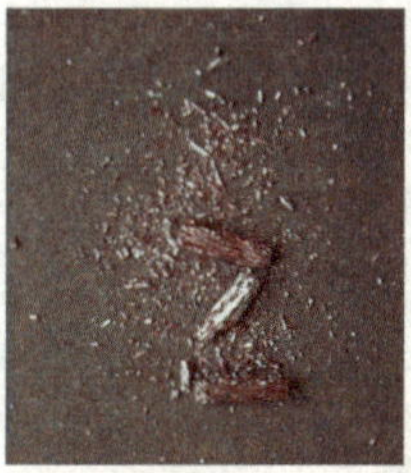

丹砂

【注释】

①鸡头：芡实。

②度：估量。

③沃：灌。

再生丸

起厥死犹暖者。

巴豆（去皮研）、朱砂（细研）各一两，麝香（研）半两，川乌尖十四个（为末），大黄（炒，取末）一两。

上，再同研匀，炼蜜和丸如桐子大。每服三丸，水化下，折齿灌之，立活。亦疗关膈结胸，极效。

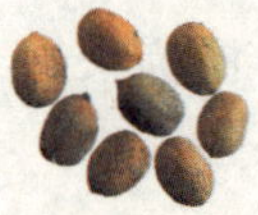
巴豆

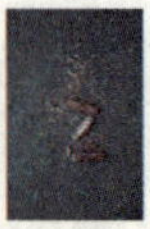
朱砂

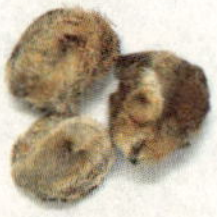
麝香

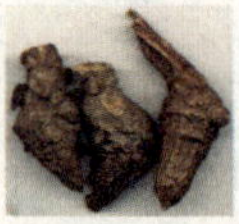
川乌尖

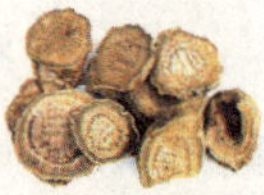
大黄

救生丸

治卒死。

大黄四两，轻粉半两，朱砂一两，雄黄一分，巴豆七个（去皮细研取霜）。

上为末，以鲲[①]胆汁和丸，如鸡头大。童子小便化开一丸，斡[②]开口灌之。内[③]大葱一寸许入鼻中，如人行五七里，当吐出涎，即活。

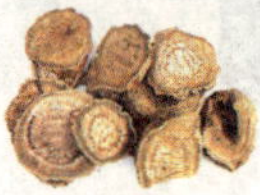
大黄

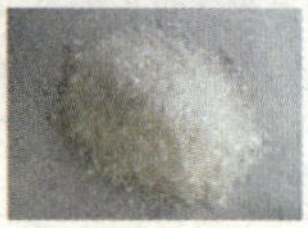
轻粉

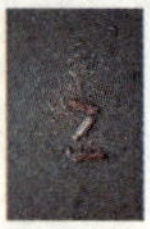
朱砂

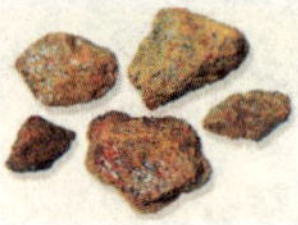
雄黄

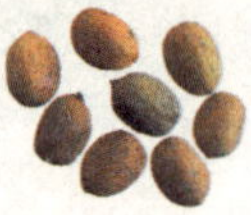
巴豆

【注释】

①鲲：疑为“鲫”字之误，疑是。

②斡（wò）：旋，扭。

③内：通纳。

治脾厥吐泻霍乱

黑附子（炮去皮脐，八破）、干姜（炮）、甘草（炙）、肉豆（印本无此一味有豉等分）各一两。

上为末，水半升，末四钱（印本作二钱），枣七个，姜一分（印本作一钱），同煎，去半，温服，连进三服。

黑附子

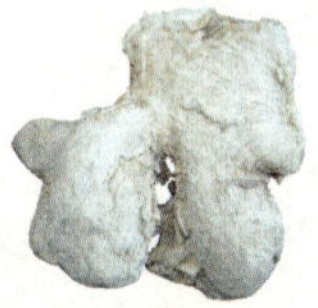
干姜

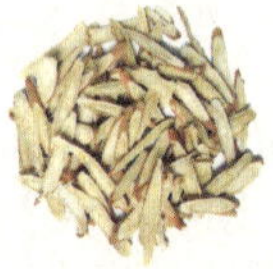
甘草

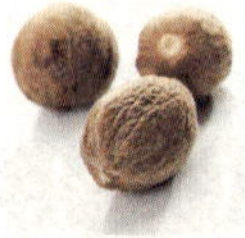
肉豆

三生散

起卒死，兼治阴盛四逆，吐泻不止。

草乌七个，厚朴一尺，甘草三寸（并生用）。

上为末。水一中盏，末一钱，枣七个，煎七分服，重者灌之。

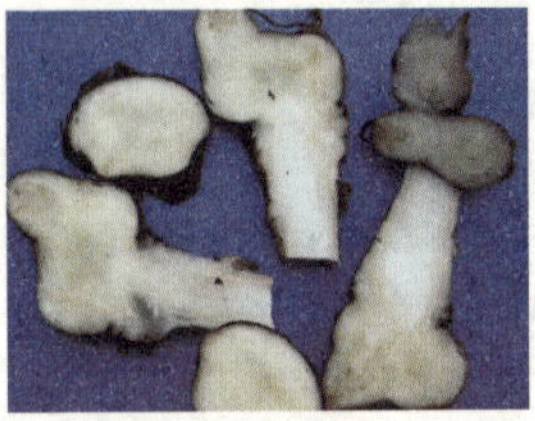
草乌

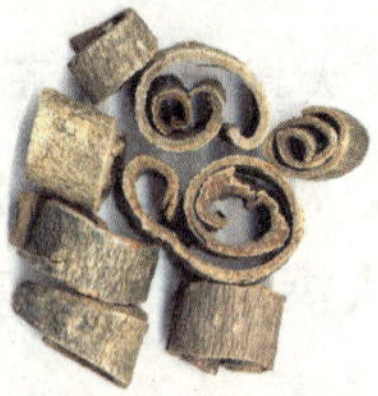
厚朴

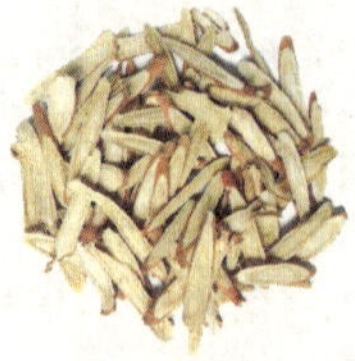
甘草

起卒死

粗葱根二两，瓜蒂一分，丁香十四粒。

上为末，吹一字[①]入鼻中，男左女右，须臾[②]自活。身冷强厥者，勿活。

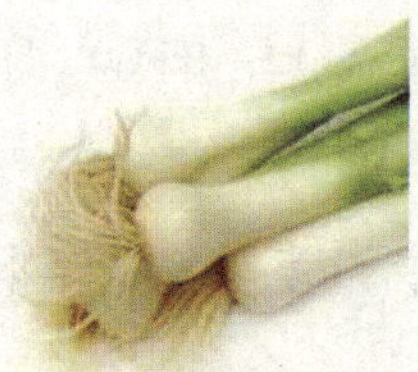
粗葱根

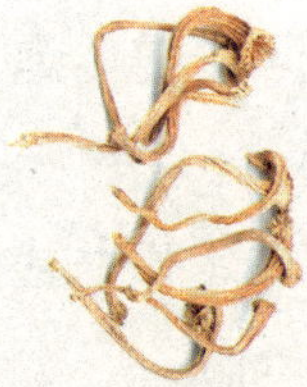
瓜蒂

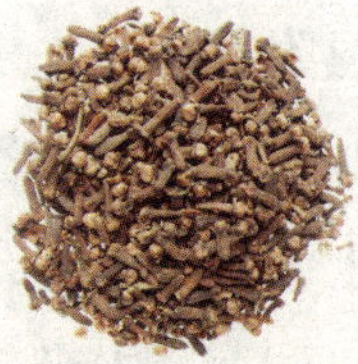
丁香

【注释】

①一字：中药量名。旧制五铢钱抄末药掩盖一字的量。一字等于二分半。《本草纲目·序例》："四累曰字，二分半也……四字曰钱，十分也。"

②须臾：一会儿。

浴肠汤

治阳厥发狂，将成疸。

大黄四两（湿纸裹，煨），大青叶、栀子仁、甘草（炙）各一两。

上为末。水五升，末四两，煎减二升，内朴硝五合，再熬去一升，取汁二升，分四服，量虚实与之，大泻为度。如喜水，即以水浇之；畏水者，勿与吃，大忌。

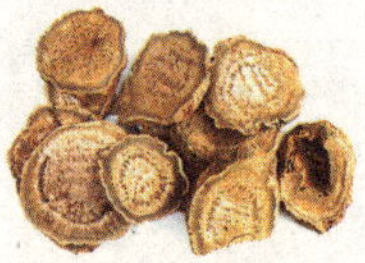
大黄

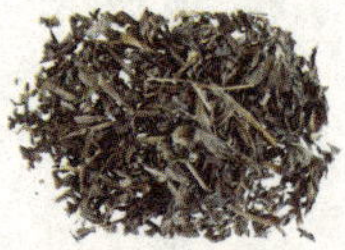
大青叶

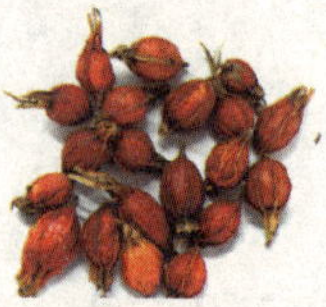
栀子仁

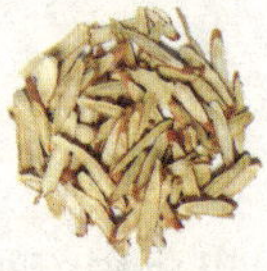
甘草

破黄七神丹

朴硝二斤，朱砂五两，大黄七两，甘遂、栀子各二两，轻粉一两，豉

（以绢袋盛之）半斤。

上七味，以水二斗，熬令水尽，除去甘遂、豉、栀子、大黄，只取朴硝、朱砂、轻粉为末。以水浸豉汁，研匀后，入末三味，同和。煮糯米糊为丸，如弹子大。新水化一丸，吐泻为度。

三黄丸

治三消，吐血，诸黄症。

黄连三两，黄芩二两，大黄一两。

上为末，炼蜜为丸，如桐子大。食后，温水下十五丸，量虚实加减服。

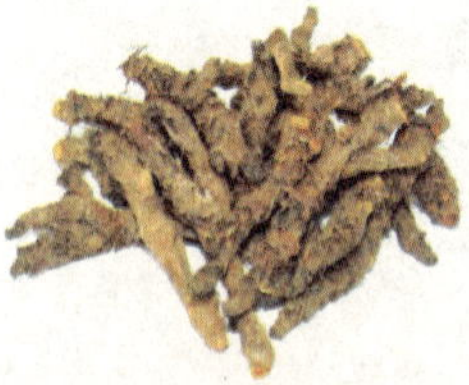
黄连

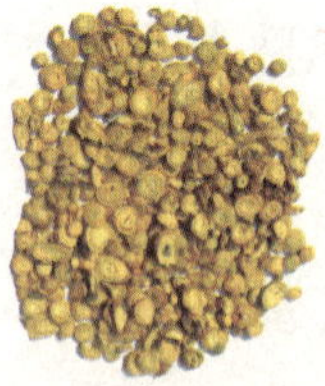
黄芩

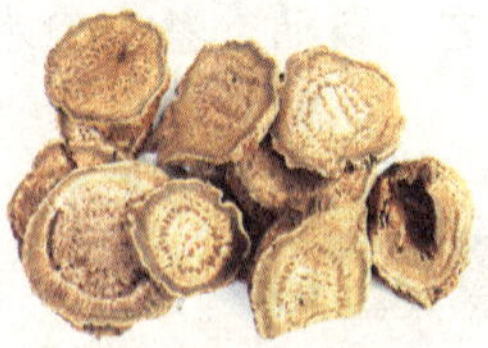
大黄

玄冥煮朱砂法

治尿血，开拥①塞，解毒；治一切热病，风气，脚毒，蛊毒。

朱砂五两，朴硝半秤（水煮七遍。每遍用水三升，水尽为度。取霜。再入水二升），苏木、山栀、人参、桑白皮各二两，大黄、甘草各五两，郁金三两。

上件同熬，水尽为度。只用朱砂，去余药，杵末，炼蜜丸桐子大。每服二十丸，饮下。可疏诸毒，尤妙。

【注释】

①拥：疑为“壅”字之误。

治暴热毒、心肺烦而呕血方

大黄二两（为末，以地黄汁拌匀，湿即焙干）。

上为末。每服二钱，地黄汁调下，以利为度。甘草汤亦得。

治吐血方

蛤粉四两，朱砂一两。

上为末，新汲水调下五钱。未已，再服，止即已。

治中暍[1]死，心下犹暖，起死方

令病者仰面卧，取温水，不住手浇淋脐中。次以童子小便，合生地黄汁灌之，自活。禁与冷水，只与温熟水饮之。

【注释】

①中暍（yé）：古病名，出《金匮要略·痉湿暍病》，即中暑、伤暑。

玉霜膏

治一切热毒喉闭。

朴硝一斤，牙硝半斤，硼砂四两，矾石二两。

上为末，火镕成汁。筑一地坑子，令实，倾入，盆覆一夕，取，杵为末。入龙脑二两，研匀。新汲水半盏，合生蜜调一钱，小儿量与服。

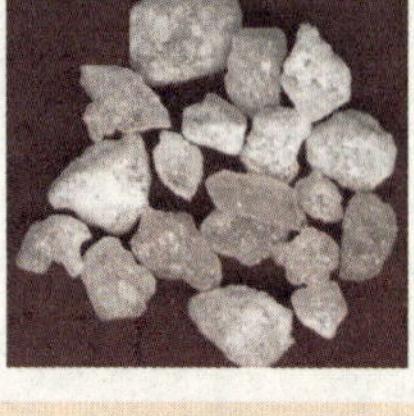

朴硝

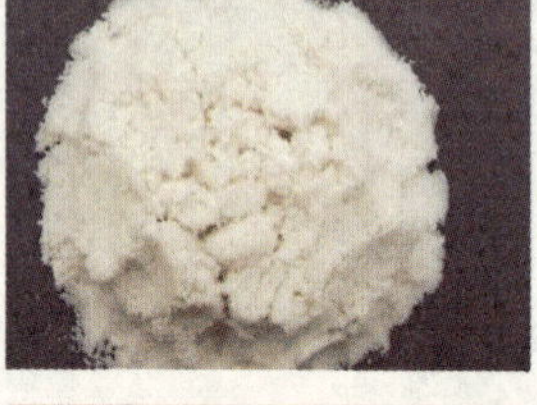

硼砂

矾石

百生方

救百物入咽喉、鲠欲死者。

茯苓（去皮）、贯众、甘草。

上件，各等分为末。每服一钱，米饮调一分，立效。

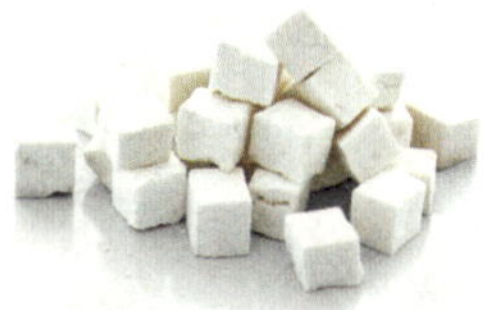
茯苓

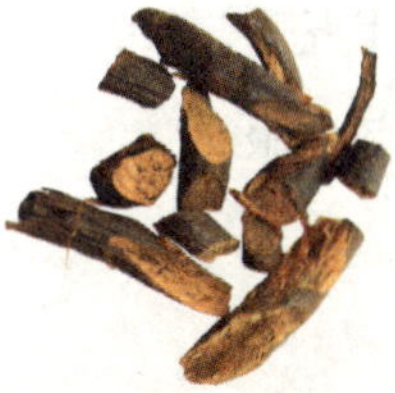
贯众

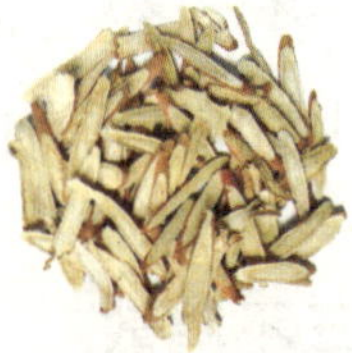
甘草

治喉闭、闷气欲死者

取干漆，烧令烟出，竹筒子吸烟，吞之，立效。

治漏胎胎损方

川芎、艾叶（炒）各一两，阿胶（炒）、白茯苓[①]。

上末之，糯米饮调下二钱匕，日七服。仍食糯米粥养之。

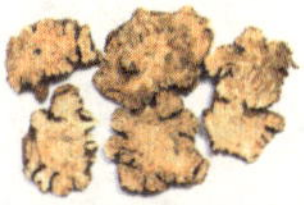
川芎

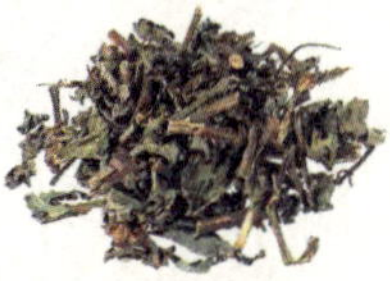
艾叶

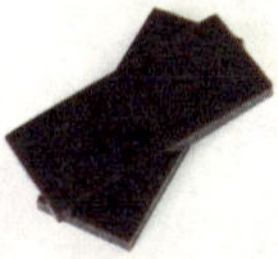
阿胶

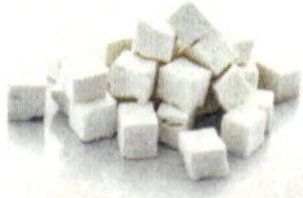
白茯苓

【注释】

①此处有脱文。

治妇人血崩方

枳壳（面炒）一钱，地黄（烧醋淬十四次）二钱。

上为末，醋汤调下一钱匕，连三服，效。

治妇人血闭方

干漆（烧）二两，生地黄汁五升。

上熬成膏，酒化枣大许，空心服。

三不鸣散

治小便不通及五淋。

取水边、灯下、道边蝼蛄各一个（三处取三个，令相咬，取活者一个，如后法，麝香酒，食空下）。

上内于瓶中，封之，令相噬。取活者焙干，余皆为末。每服一钱匕，温酒调服，立通（余皆二字恐误）。

甘草汤

解方药毒。

甘草一十二两。

上件剉碎，水二斗，煎至一斗，取清，温冷得所服[1]，仍尽量服。

【注释】

①此处有脱文。

治溺死方

取石灰三石，露首培之[1]，令厚一尺五寸。候[2]气出后，以苦葫芦穰作末。如无，用瓜蒂。

上用热茶调一钱，吐为度。省事后，以糜粥自调之。

【注释】

①露首培之：指用石灰覆盖在患者身上，只露出患者的头部。

②候：待。

治缢死方

先令人抱起解绳，不得用刀断。扶于通风处，高首卧。取粗葱根末，吹入两鼻中，更令亲人吹气入口。候喷出涎，即以矾石末，取丁香煎汤，调一钱匕灌之。

槐子散

治久下血，亦治尿血。

槐角中黑子一升，合槐花二升，同炒焦。

上件为末，每服二钱，用水调下。空心、食前，各一服，病已，止。

治肠风下血

荆芥穗、地黄各二两，甘草半两。

上为末。每服一钱，温酒调下。食后，日三、夜一。

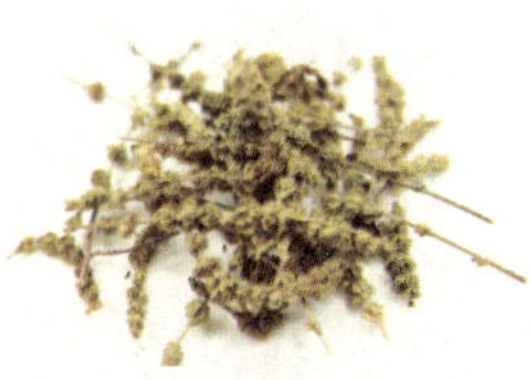

荆芥穗

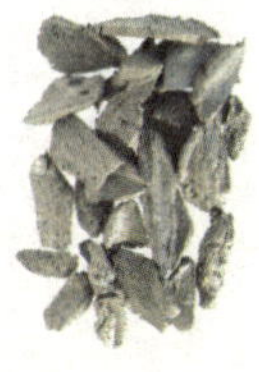

地黄

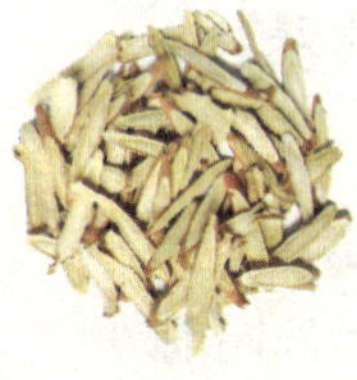

甘草

治暴喘欲死方

大黄一两，牵牛（炒）二两。

上件为细末。每服二钱，蜜水调下，立愈。治上热痰喘极效。若虚人、肺虚冷者，不可用。

大圣通神乳香膏

贴诸毒、疮肿、发背[①]、痈疽。

乳香、没药、血竭、黄腊各一两，黄丹、木鳖（去壳）、乌鱼骨、海桐皮、五灵脂各二两，不灰木[②]、历青各四两，麝香二钱，腻粉五十个子（此必有误）[③]。

上并为末，用好油四两，熬令热，下药末熬，不住手搅之，令黑色，滴水中成珠，即止。

【注释】

①发背：指背部发生的有头疽，即背部痈。

②不灰木：即石棉。为硅酸盐类矿物角闪石石棉，性味苦寒，功能清热、除烦、利尿。

③腻粉……此必有误："此必有误"四字当为孙注。医统本、宽保本"五十个子此必有误"作"三钱"。宽保本无"麝香二钱"。今疑腻粉（即轻粉）二字有误。赵本无"五灵脂二两，麝香二钱，腻粉五十个子，此必有误"。

水澄膏

治病同前。

井泉石、白及各一两，龙骨、黄柏、郁金各半两，黄蜀葵花一分。

上六味，并为末。每服二钱，新汲水一盏调药，打，令匀，伺清澄，去浮水，摊在纸花上贴之。肿毒发背皆治。

更苏膏

治一切不测，恶疮，欲垂[①]。

南星一个，半夏七个，巴豆（去壳）五个，麝香半钱。

上为细末，取腊月猪脂就膏。令如不痛疮，先以针刺破，候忍痛处，使以儿乳汁同调，贴之。

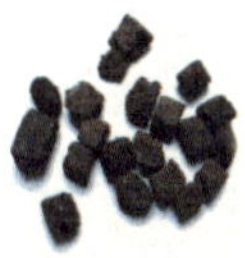
南星

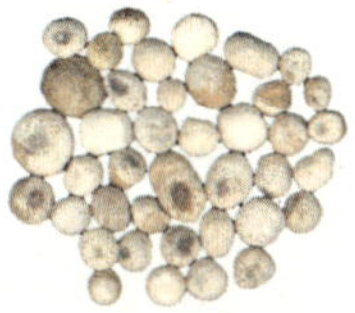
半夏

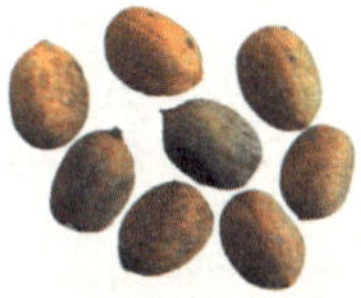
巴豆

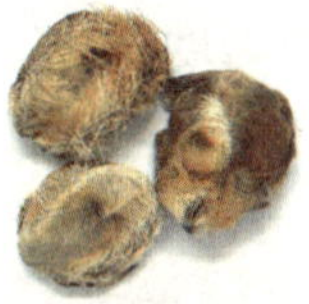
麝香

【注释】

①此处有脱文。

千金膏

贴一切恶疮痈疖。

定粉、南粉、腻粉、黄丹各一分。

上为末，入麝香一钱研匀，油调得所[①]，成膏，贴。

【注释】

①油调得所：用清油调到软硬适度。

定命丸

治远年日近一切恶候漏疮（此药为末，熔开蜡，就汤内为条，如布针大，入内，云母膏贴之）。

雄黄、乳香各一分，巴豆（去皮不去油）二十一粒。

上研如粉，入白面三钱，水和丸如小豆，或小麦粒大，两头尖。量病浅深，内疮中，上用乳香膏贴之，效。服云母膏尤佳。

麝香丸

治一切气漏疮。

麝香、乳香一分，巴豆（去皮）十四粒。

上为末，入枣肉，和成剂，丸作铤子。看疮远近任药，以乳香膏贴之，以效为度。

香鼠散

治漏疮。

香鼠皮（河中花背者是）四十九个，龙骨半两，蝙蝠二个（用心肝），黄丹一分，麝香、乳香各一钱，没心草一两（烧灰）。

上入坩合中，泥固济。炭三斤，煅。火终①，放冷，为末。用葱浆水洗净，以药贴之，立效。

【注释】

①终：完；尽。

定痛生肌肉方

胭脂一分，血竭一两，乳香一分，寒水石（烧）三两。

上为末。先以温浆水洗过，拭干，敷疮，甚妙。

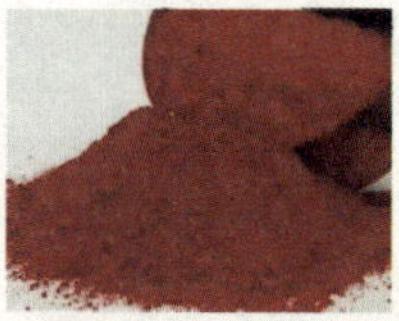
胭脂

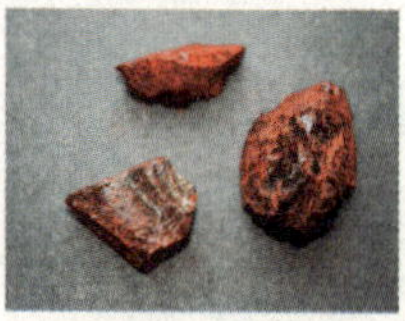
血竭

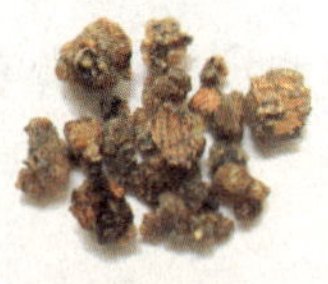
乳香

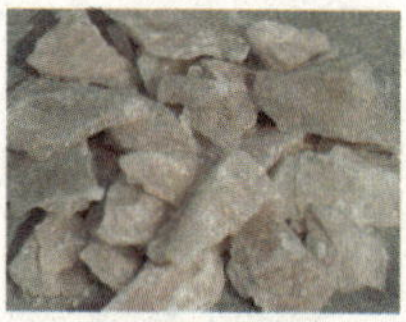
寒水石

又定痛生肌肉方

南星一个，乳香二钱，定粉、龙骨各半两，不灰木（烧过）一两。

上为末。先以温浆水洗疮口，以软帛拭干，敷之。

治白丁增[①]寒喘急昏冒方

葶苈、大黄各一两，桑白皮、茯苓各二两，槟榔七个，郁李仁、汉防己各三分。

上件为末，每服三钱，蜜水调下，以疏下恶物为度。

【注释】

①增：疑为“憎”字之误。

又取白丁方

铅霜一分，胆矾、粉霜各一钱，蜈蚣一条。

上件为末。先刺令血出，内药米心大，以醋面并封口，立愈。

治赤丁方

黄连、大黄各一两。

上件为末，以生蜜和丸如桐子大。每服三十丸，温水下，以利为度。

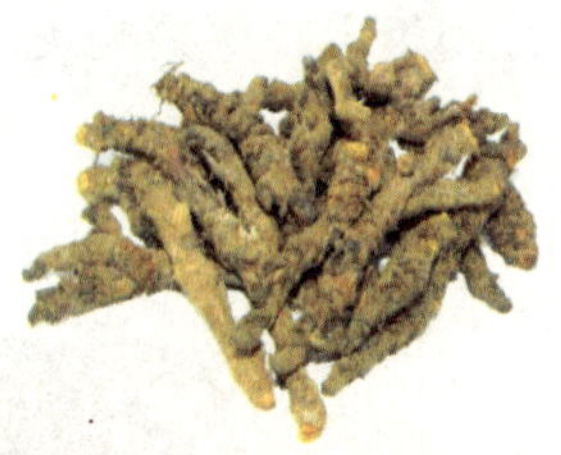

黄连

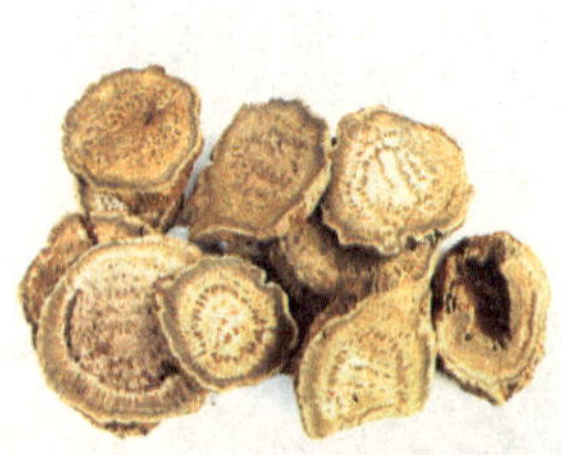

大黄

又取赤丁方

杏仁（生用）七个。

上件嚼烂，漱之，令津满口，吐出，绵滤汁。入轻粉少许，调匀，以鸡羽扫之。

治黄丁方

巴豆七个（去心膜），青州枣七个（去核，安巴豆在枣内，以面裹，煨通赤）。

上件为末。以硇砂、醋作面糊为丸如绿豆大，每服五丸至十丸，米饮下，以利为度。

又取黄丁方

（陆本元空一行）

黄柏二两，郁金半两。

上件为细末，以鸡子清调，难羽扫上。

治黑丁方

菟丝子、菖蒲。

上二味，等分为末，酒浸，取汁扫丁上，更服肾气丸补之。

治青丁方

谷精草、蝉蜕各一两，苍术五两。

上为末。每服一钱，水调服，食前。仍以针刺丁出，用桑柴灰汁洗之，立效。

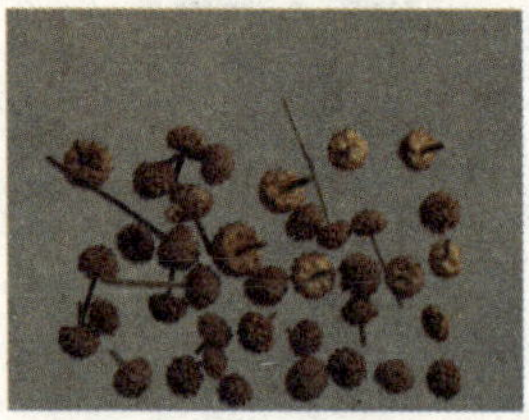

谷精草

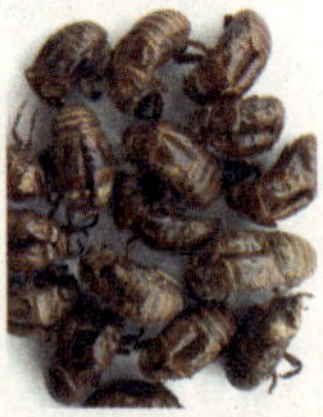

蝉蜕

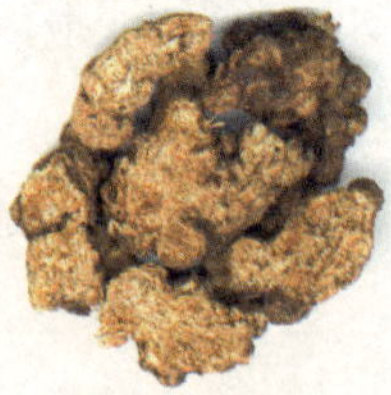

苍术